ENFÓCATE Y CAMBIA TU SALUD

Dr. Jorge Jarrot Sierra

2da edición

CRÉDITOS

Autor: Dr. Jorge Jarrot Sierra
www.tucolumnahabla.com
Edición: Yasmín Rodríguez, The Writing Ghost®, Inc.
www.thewritingghost.com

Diseño y arte de cubierta: Gil Acosta Design
www.gilacosta.com
Montaje y producción: The Writing Ghost®, Inc.

Este libro contiene información que pretende ayudar a los lectores a estar mejor informados sobre cuidados de salud. Se presenta como información médica general. Por favor, consulte a su doctor sobre sus necesidades individuales.

ISBN 978-1-7340805-2-0

Primera edición, 2019
Segunda edición, 2025

"La razón por la cual no estás saludable es por lo poco que te han enseñado sobre la salud, pero nunca es demasiado tarde para aprender."

Dr. Jorge Jarrot Sierra

DEDICATORIA

A mi esposa Andrea, por ayudarme a ser mi
mejor versión.

Tabla de contenido

AGRADECIMIENTOS

Agradezco a mi esposa Andrea, por siempre indicarme el camino y apoyarme en todas mis decisiones. Gracias a mis hijos, Jorge y Sebastián, por empujarme a ser mejor papá. Gracias a mis padres, por enseñarme todo lo que saben y por apoyarme en todo momento. Gracias también a todas aquellas personas, incluyendo a mi equipo de trabajo, que de alguna forma u otra me ayudaron a publicar este libro.

Dr. Jorge Jarrot Sierra

PRÓLOGO

Cuando el doctor Jarrot me contactó para ofrecerme la oportunidad de leer su nuevo bebé (de carpeta y papeles) me sentí muy honrado y entusiasmado por saber qué nos traería. Conozco a Jarrot desde hace más de cinco años, y sé que es una máquina de información y entusiasmo digna de admirar. Tan pronto recibí la copia, la puse en mi escritorio mientras atendía a mis pacientes, y entre paciente y paciente la curiosidad crecía por comenzar a leer su libro.

Comenzar a leerlo fue como recibir una bofetada de información y lección que me cautivó desde su primer capítulo. Sentí que era una conversación de tú a tú con el Dr. Jarrot, en donde me aclaraba todas mis dudas y me llevaba paso a paso a comprender mejor los errores que cometemos a diario sobre nuestra salud. Pude identificar que este libro es una guía llena de enseñanzas, ejercicios, estrategias y rutinas que nos permiten dar esos primeros pasos hasta mantener un andar firme en el camino del autocuidado sin excusas, sin miedos y sin procrastinar. Es una fuente de información basada en estudios que te ayudará a entender los beneficios de la quiropráctica, las enfermedades más comunes, cómo prevenirlas y tratarlas, la epigenética, nutrición, ejercicios; en fin, todo lo que necesitarás para mejorar tu salud y cambiar tu vida está recopilado en este poderoso libro.

Así que, amigo lector, emprende esta aventura hacia una mejor calidad de vida. Lograrás ahorrar miles de dólares si cuidas desde ahora tu salud y no repites las viejas enseñanzas de un sistema de salud que no le da prioridad a la prevención.

Finalmente, los dejo con el Dr. Jarrot, quien además de ser mi amigo, es mi quiropráctico y un ejemplo a seguir en el tema del autocuidado y la prevención. Confío que, como lector, podrás entender y devorar esta lectura, ya que está presentada en un lenguaje sencillo y práctico, ofreciéndote todas las alternativas que Jarrot tiene para ti. Cuando las pongas en práctica, descubrirás lo bien que se siente añadirle la calidad de vida que te mereces y se merece tu familia.

Dr. Juan G. Figueroa Carrer
Psicólogo Clínico con práctica forense, M.A.C., C.A.T. IV
Licencia de Puerto Rico #3222

INTRODUCCIÓN

¿Cuál es tu enfoque?

Todos tenemos listas de tareas y citas que tratamos de cumplir diariamente. Escuela, casa, trabajo, pareja, hijos, familia, amistades y conocidos, todos de alguna manera se apoderan de espacios en nuestro calendario. Nos toca a nosotros decidir qué cosas tienen prioridad. Si eres como tantos otros, tu salud ni siquiera está en la lista de prioridades diarias. Cuando tienes un momento para ti te enfocas en el celular, en planificar las vacaciones, en ganar más dinero y en otras situaciones que realmente son externas. Cuando tienes alguna dolama o síntoma majadero, entonces es que haces una cita con un médico, y vas a regañadientes, pensando solo en el tiempo que «pierdes» esperando ver al especialista. Tiempo que, obviamente, ya tenías programado en tu agenda para otra de esas tareas o citas que «son más importantes».

¿Ves el patrón? En todo momento tu enfoque está en cosas que están fuera de tu persona. En vez de mirar para adentro y descubrir qué está pasando en tu sistema y cómo mejorarlo, te haces de la vista larga con tu salud.

Esa cita médica molestosa para tratar de resolver un síntoma o un dolor se puede evitar si le das el debido mantenimiento a tu cuerpo, mente y alma. Por lo tanto, hay que cambiar el enfoque.

Si necesitas razones de peso para decidir enfocarte en tu salud, piensa en las muertes constantes debido a enfermedades como el cáncer, padecimientos cardíacos, diabetes, alta presión y uso de medicamentos. Sí, porque por desgracia, los medicamentos son compuestos químicos que alteran el balance de nuestro sistema y siempre tienen efectos secundarios.

Tú puedes pensar que estas enfermedades no se pueden prevenir y que, por lo tanto, no hay por qué pensar mucho en ellas. Sin embargo, yo escribí este libro para decirte que en muchas ocasiones sí se pueden evitar. Yo entiendo que toda tu vida te han dicho que si te sientes bien y te ves bien, estás saludable. El problema es que, cuando descubres que no estás bien y te diagnostican con un cáncer o problemas del corazón, ya no se puede prevenir nada. Y los medicamentos, en su mayoría, lo que hacen es confundirte y callar las señales que tu cuerpo te da para que sepas que algo está mal.

Mi opinión es que todos debemos enfocarnos en nuestra salud primero. Nuestra salud es lo más valioso que tenemos, y sin ella, no logramos nada. Podemos cometer errores en el camino, pero si nuestro enfoque está en cuidar nuestro sistema (cuerpo, mente, alma) y mantenerlo saludable, tenemos gran parte del trabajo hecho. Por lo menos, es mucho mejor que vivir en la ignorancia del maltrato y abusos a los que lo sometemos.

Hablando de enfoque, este libro está compuesto de capítulos totalmente independientes, y cada uno se enfoca en una de las áreas que amenazan nuestra salud. Mi propósito es que uses este libro como una guía de referencia que te ayude a trabajar con esas amenazas que más trabajo te dan, mientras te ofrece información sobre otras que quizás no habías analizado, pero que en cualquier momento pueden ser la causa de algún síntoma o enfermedad. Dicen que en guerra anunciada no muere gente. Este libro está lleno de esos «anuncios de guerra» para que tu cuerpo y mente estén listos y den la batalla para una vida saludable.

Sin embargo, mi prioridad y enfoque primordial está en el primer capítulo, que contiene mi visión de lo que es la salud integral. De nada vale tener toda la información de las diferentes maneras en las que podemos boicotear nuestra salud si no comprendemos cómo todas esas áreas no están separadas, aunque lo parezca. Son realmente partes de un todo, que resulta en nuestro bienestar total.

Probablemente, en este punto se están preguntando qué pito toco yo en este asunto del bienestar total y la salud integrada, si yo practico la quiropráctica, que aunque es una de esas partes del todo, ciertamente no es el todo. La gran sorpresa para muchos es que la quiropráctica va mucho más allá del alineamiento de huesos y el alivio a músculos y nervios afectados.

Para poder ejercer mi profesión de la manera adecuada, necesito tener conocimientos diversos y profundos en todas las demás áreas de la salud, para así tratar la raíz del problema y no solo sus síntomas.

Por otro lado, mi interés personal por asegurar mi bienestar y el de mi familia me llevó a buscar información y a desarrollar mi propio archivo de conocimientos y sabiduría sobre la manera en que funcionan nuestros cuerpos, y cómo ese funcionamiento se relaciona con nuestras mentes y emociones.

Sin embargo, mi prioridad y enfoque primordial
está en el primer capítulo, que contiene mi visión de
lo que es la salud integral. De nada vale tener toda
la información de las diferentes maneras en las que
podemos boicotear nuestra salud si no
comprendemos cómo todas esas áreas no están
separadas, aunque lo parezca. Son realmente
partes de un todo, que resulta en nuestro bienestar
total.

Obviamente, hay personas que aún con la información completa se niegan a cuidar de sus sistemas, y toman la decisión de seguir haciéndose daño. Pero, este libro no va dirigido a esos. Ni siquiera se sentirían tentados a leerlo. Este libro es para los que piensan que hay algo más que pastillas, inyecciones y cirugías de espalda para sentirse mejor, y que quieren entender qué hay que hacer para estar realmente bien y ser feliz.

En este libro aprenderás sobre las últimas tendencias para cuidar tu salud y la de tu familia. Te enseñaré técnicas que utilizamos en nuestra familia por las pasadas tres generaciones y que nos ayudan a vivir una vida libre de medicamentos y condiciones de salud. Vamos a explorar temas como: qué realmente es la quiropráctica y su relación con el sistema nervioso; posturas correctas; micro y macro traumas; cómo ejercitarse de la manera correcta y hacerlo parte de nuestras vidas; la importancia de una buena nutrición y los efectos de los alimentos tóxicos; los resultados reales de los medicamentos y cirugías; qué son y cómo se previenen o curan condiciones como la diabetes, artritis y demencia; manejo de estrés; epigenética; biomagnetismo y cómo podemos crear un ambiente de salud para todos en nuestra familia.

Además, tocaremos temas que usualmente no se cubren en los libros de salud, tales como el síndrome de *Superman*, el efecto de los pensamientos positivos y un aspecto del cuidado de la salud que casi todos los que hablan del tema tratan de evitar: las finanzas. Hay que saber cuán importante es ahorrar, cuánto nos cuesta no estar saludables, y cómo se logra.

En resumen, este libro se escribió para crear conciencia sobre la importancia de enfocarte en tu salud. Es muy fácil perderla si no se cuida, pero hay maneras de preservarla si se tiene, y de recuperarla si se perdió. Con la información correcta y la voluntad de hacer lo que hay que hacer, el resto es tan simple como esperar en confianza.

Cuando nuestra salud es lo más importante, nada puede interferir. Hay dos requisitos básicos para que esto se cumpla: misión y compromiso. La buena noticia es que estás dando el primer paso hoy, porque estás leyendo este libro. Define tu misión y comprométete con tu salud.

Tu cuerpo sanará, pero necesitará que te esfuerces y que le ayudes. ¿Estás listo? Acompáñame en este camino de bienestar y salud. ¡ENFÓCATE en tu salud!

Notas:

MI VISIÓN SOBRE SALUD INTEGRAL

Mi abuelo, el Dr. Ralph U. Sierra, fue el primer quiropráctico en Puerto Rico. Redactó y legisló para que se aprobara la ley que reconoce la quiropráctica en la isla. Fue también el primero en estudiar los efectos del biomagnetismo en el organismo humano en Puerto Rico, abriendo camino para el uso de imanes en la terapia. Su hija, la Dra. Irma I. Sierra (mi mamá) es quiropráctica, y mi papá (Jorge C. Jarrot) también. Imagínate criarte en una familia de quiroprácticos, donde tu abuelo fue el primer quiropráctico y tus padres también son quiroprácticos. Entonces, mis hermanos, ¿qué crees? También son quiroprácticos.

Explico todo esto para que sepan por qué mi crianza fue tan distinta, y por qué todo lo que les estoy explicando en este libro es parte de mi vida cotidiana. Quizás para ustedes estos conceptos sean «alternativos», «de vanguardia» o «novedosos», pero para mí son mi día a día desde que era un bebé. No solo llevamos tres generaciones criadas de esta manera, sino que mi generación está criando a nuestros hijos igual. O sea, ya van a ser cuatro generaciones de vivir en salud de acuerdo a los preceptos de la salud integral.

En esta familia no hay vacunas, ni medicamentos recetados, ni tratamientos invasivos. Somos un ejemplo vivo de cómo el organismo humano tiene la capacidad de autosanar, siempre y cuando se le respete. El respeto viene por fomentar el bienestar total, que es físico, mental y espiritual.

Como doctor, mi responsabilidad es llevar un mensaje de salud que explique ese bienestar total a mis pacientes y que incluya todas las áreas con las que tienen que trabajar para que mi tratamiento funcione. Esto es una visión muy diferente de muchos que practican otras vertientes de la medicina moderna. Me consta que muchos compañeros médicos se limitan a tratar la parte del problema de salud que les toca, sin entrar en los detalles de por qué ocurrió el problema o condición, ni cuáles son las maneras de prevenir otras complicaciones, a menos que entren en su área de práctica.

Mi manera de pensar y trabajar es muy diferente. Me parece una falta grave no llevar a mis pacientes a considerar todas las cosas que hacen a diario que pueden ser las causas de sus malestares.

El sistema biológico humano es como una máquina que tiene muchas piezas y diferentes mecanismos trabajando por un resultado común. La medicina moderna creó especializaciones individuales para cada una de esas piezas y mecanismos, pero aún así no dejan de ser parte de un todo. Por lo tanto, cada situación que enfrentan esas piezas o mecanismos afectan el desempeño del organismo.

Según la Organización Mundial de la Salud (OMS), salud integral es el estado de bienestar general del ser humano, entiéndase salud física, mental y social. Es decir, es el balance correcto entre un conjunto de factores biológicos, emocionales y espirituales.

Les puedo dar un ejemplo: tomen el caso de un paciente que llega a mi oficina porque tiene dolor de espalda. Al investigar y llevar a cabo su análisis, descubro que el paciente padece de osteoporosis. Ese paciente ya está en sus 60 años, y está obeso. Vive solo, y no tiene a nadie que pueda poner como su contacto en caso de emergencia. Yo podría tratarlo solo por su dolor de espalda, y recomendarle ajustes quiroprácticos periódicos para prevenir futuros dolores. Sin embargo, si no atiendo su obvio problema nutricional, estaría fallando en mi propósito de sanación. Además, sus hábitos de actividad física y sus niveles hormonales son aspectos que también pueden alterar los efectos de la osteoporosis en su organismo. Entonces, debo evaluar su estado anímico y emocional, porque si padece de alguna condición mental eso puede alterar los resultados de cualquier tratamiento. Y estos son solo algunos de los aspectos que hay que trabajar para lograr mejorar su salud en general.

Como ven, la salud no se puede tratar de otra manera que no sea integrada. Cada una de las acciones que tomamos o dejamos de tomar afectan diferentes áreas de nuestro cuerpo, y cuando ya tenemos síntomas, muchas veces el daño es tal que la reparación total no es posible. Además, la salud emocional y espiritual también juegan un papel protagónico, no solo en la prevención de situaciones de mala salud, sino en la recuperación de las mismas.

Por lo tanto, mi visión de salud integral es ver al organismo como un todo que funciona al 100%, donde mi área de especialización es solo una parte de lo que hay que investigar y tratar para que la persona que viene a mi cuidado realmente pueda sanar.

La salud hay que estudiarla y analizarla siempre desde un punto de vista holístico. El holismo es un concepto creado en el año 1926 por Jan Christiaan Smuts, que él mismo describió como «la tendencia de la naturaleza de usar una evolución creativa para formar un todo que es mayor que la suma de sus partes». Entonces, la medicina holística o integral reconoce que el funcionamiento apropiado del organismo depende de las condiciones de todas las partes que componen el todo. Aquí, el conocimiento y entrenamiento científico debe ir a la par con la conciencia sobre aspectos psicológicos y espirituales, tratamientos alternos como la acupuntura, los suplementos homeopáticos y disciplinas como el yoga, por nombrar algunos.

Durante cinco años hice un programa de televisión junto a mis padres y hermana (Dra. Alexandra Jarrot), Salud en Familia, donde todas las semanas hablábamos sobre un tema de salud diferente. De igual forma, por varios años ofrecí más de cuatro talleres semanales e hice programas de radio en Canóvanas y en Ponce, entre otros. Es importante mencionar que continúo con la práctica de orientar a mis pacientes a través de talleres semanales, seminarios, vídeos y programas radiales. Se pueden imaginar las horas de estudio que eso conlleva. Mientras más investigo, más preguntas y nuevas fuentes de información aparecen.

Por eso quise recopilar toda esa data valiosa para ti, de manera que puedas recibir la información necesaria para tomar buenas decisiones y enfocarte en tu salud.

Notas:

LA RAÍZ DEL BIENESTAR

Para hablarte de la raíz del bienestar total, necesito primero sacar del medio muchas enseñanzas erróneas que podrían impedir que sigas el camino del bienestar.

Comencemos con el mito de la medicina moderna, que nos dice que los síntomas son la enfermedad y lo único que se debe tratar. No se hace nada de manera preventiva, sino que se actúa cuando ya la situación es obvia. Por desgracia, los puertorriqueños hemos sido llevados a creer que los doctores tradicionales modernos son los únicos que saben cómo tratarnos. Ahora te pregunto, si cada vez tenemos más adelantos en la medicina, más medicamentos, mejores tratamientos, ¿por qué las enfermedades van en aumento o nos enfermamos más?

El modelo de salud actual está fallando. Los índices de obesidad, enfermedades del corazón, hipertensión, cáncer, alergias, asma, desórdenes del desarrollo como autismo, déficit de atención e hiperactividad, infertilidad, esclerosis múltiple, diabetes, problemas del sistema inmune, artritis, demencia senil, Alzheimer y problemas de salud mental son solo algunos de los que nos están matando todos los días. Es totalmente posible y real decir que enfrentamos una crisis de salud mundial.

En mi opinión, hay tres razones poderosas detrás de esta crisis de salud.

La primera es la falta de responsabilidad personal en cuanto a la salud se refiere. A veces las personas actúan como si el doctor fuera a llegar a sus casas por arte de magia a decirles qué deben comer, cómo deben actuar y qué no deben hacer. La realidad es que ni el doctor ni los planes médicos tomarán los pasos esenciales para evitar una crisis de salud. Esto significa que es tu responsabilidad buscar la información necesaria para tu bienestar.

La segunda razón por la cual estamos en una crisis es la falta de conocimiento sobre lo que es salud. La definición de salud parece ser diferente para todos según sus crianzas y estilos de vida. Muchos piensan que si se ven bien y se sienten bien, están saludables. Sin embargo, esas son las personas que se sorprenden cuando reciben un diagnóstico de cáncer, o desarrollan alergias o fibromialgia. Es en ese momento que la persona decide por fin hacer algo para remediar las acciones que los llevaron a ese estado, pero a veces es demasiado tarde.

Por último, la postergación es la tercera razón por la cual estamos en una crisis de salud. Esto se refiere a cuando no acabas de tomar acción para cuidar tu salud. Las personas no hacen de su salud una prioridad. Es curioso, porque todos repiten como el papagayo que lo más valioso en la vida es la salud y sin ella no logramos nada, pero no lo internalizan. Si la salud es realmente lo más importante, entonces debe ser la prioridad número uno para todos. Debe ser lo primero en que piensan al levantarse, y lo último que piensan antes de dormir. Las primeras acciones del día deben ir dirigidas a mantener o mejorar la salud, y de igual forma, lo último que se hace antes de acostarse.

El sistema biológico del ser humano es una obra de arte, y hay unas preguntas y respuestas que pueden ayudarte a entender que esa obra es perfecta.

1. Tu cuerpo, ¿está diseñado para estar sano, o para estar enfermo? Para estar sano.

2. ¿Qué es lo más valioso en tu vida? Tu salud.

3. ¿Qué es salud? Es el balance total en bienestar de tu cuerpo, mente y espíritu.

4. ¿Cuánto vale tu salud? Todo. Es lo más valioso que tienes.

5. ¿Por qué hay que buscar la salud total ahora? Porque no lo quieres dejar para cuando ya estés enfermo, o continuar sintiéndote enfermo.

Esto no lo digo solamente yo. Según el *Dorland's Medical Dictionary* y la Asociación Mundial de la Salud, la salud es el estado óptimo del bienestar mental, físico y social, y no meramente la ausencia de enfermedades o dolamas.

Para poner a prueba estos datos, solamente piensa si alguna vez has tomado medicamentos, sufrido cirugías de la espalda/extremidades o has aceptado inyecciones para el dolor. ¿Crees que tu vida mejoró en un 100% gracias a esto? Desde que comencé mi práctica hago esta pregunta en mis talleres, para que los participantes lleguen a sus propias conclusiones y puedan decidir si realmente el sistema de salud actual está funcionando correctamente. Y ahora, ¿cuál es tu conclusión? Déjate llevar por tus datos y experiencias. Según el Departamento de Salud en Puerto Rico, las dos causas de muerte principales en la isla son el cáncer y las enfermedades del corazón.

Desde mi opinión como científico y estudioso de la salud yo les digo que la tercera no es ni la diabetes ni el Alzheimer, aunque son las que ese mismo departamento menciona.

Según un estudio de la Escuela de Medicina de la Universidad de John Hopkins en el 2016, la tercera causa de muerte en Estados Unidos es los efectos secundarios de medicamentos recetados y malas prácticas en hospitales.

De hecho, el *Journal of the American Medical Association* dice que anualmente se registran alrededor de 225,000 muertes en los Estados Unidos debido a procedimientos médicos. Según sus estadísticas:

- 12,000 muertes al año se deben a cirugías innecesarias.

- 7,000 muertes al año se deben a errores en medicamentos en los hospitales.

- 20,000 muertes al año se deben a otros errores en hospitales.

- 80,000 muertes al año se deben a infecciones adquiridas en hospitales.

- 106,000 muertes al año se deben a reacciones adversas a medicamentos recetados.

Como ven, enfermarse es un riesgo, no solo por la enfermedad y sus resultados, sino por el tratamiento que la medicina moderna puede ofrecer.

Ya se deben estar preguntando, ¿cuál es la alternativa? Si confiar nuestra salud a los medicamentos y hospitales es un riesgo, ¿cuál es la manera segura de sentirnos mejor? Pues aquí volvemos al principio del capítulo para descubrir la raíz del bienestar: tu sistema nervioso.

Comencemos hablando de la columna vertebral. El nombre te lo dice —es la columna principal en donde se apoyan todos los sistemas del cuerpo humano. Es donde se encuentra la médula ósea o cordón espinal, que es la carretera de comunicación entre el cerebro y el resto. Ahí es donde se envían y reciben los mandatos del sistema nervioso que le dicen al cuerpo si está bien o está mal. Si esas señales no funcionan correctamente, el cuerpo no puede resolver los problemas que enfrenta.

Según la Biblioteca Nacional de Medicina de los Estados Unidos, la atención quiropráctica es una forma de diagnosticar y tratar problemas de salud que afectan los nervios, músculos, huesos y articulaciones del cuerpo. Si se fijan, todo comienza por el sistema nervioso. Un quiropráctico busca resolver subluxaciones, que son alteraciones en la posición de las vértebras que afectan muchas otras áreas, pero principalmente, los nervios.

Las vértebras pueden recibir estas lesiones por diversas causas. Puede ocurrir por un estrés físico como una caída, un tropiezo o un accidente. También pueden ocurrir por un estrés químico, o sea, una reacción física a un estímulo químico como un perfume fuerte, o un alimento que cause alergias.

Finalmente, las subluxaciones pueden ocurrir como una manifestación de un estrés emocional. ¿Sabías que el estrés puede causar espasmos después de pasar un mal rato?

Las subluxaciones causan interferencias nerviosas. Los únicos entrenados para encontrar y resolver subluxaciones son los quiroprácticos. Por lo tanto, los quiroprácticos son los que encuentran y eliminan esas interferencias nerviosas para brindar no solo alivio, sino bienestar total.

Hacemos referencia al bienestar total, porque los seres humanos estamos dotados de una inteligencia innata, que le permite al cuerpo resolver sus enfermedades y condiciones. En otras palabras, el cuerpo humano tiene el poder de sanación integrado en su construcción genética.

Por eso es que cuando recibimos un golpe se nos hace una cáscara, y eventualmente la herida cierra y sana. También por eso es que cuando un hueso se rompe, lo único que hacemos es inmovilizarlo para que el cuerpo mismo regenere esa estructura ósea, y el resultado es un hueso nuevo.

De la misma forma, el cuerpo humano está preparado para enfrentar y resolver todas las amenazas a su salud, pero necesita del sistema nervioso para dar las instrucciones correctas a los diferentes mecanismos biológicos. Por eso decimos que el quiropráctico busca brindar el bienestar total, porque al solucionar las interferencias nerviosas, le permite al organismo resolver sus propias batallas.

El sistema nervioso controla, coordina y mantiene los órganos, sistemas y funciones del cuerpo humano. Esto es así porque el sistema nervioso está a cargo de darle instrucciones a todas las células del cuerpo. Tenemos 75 trillones de células, y todas siguen las instrucciones de los nervios. Cuando recibimos señales estresantes en nuestras vidas, estas señales se reflejan en el mal funcionamiento de esas instrucciones.

En este capítulo ya hablamos de tres tipos de estrés que pueden causar lesiones o subluxaciones. Sin embargo, en realidad hay once diferentes tipos de estrés que pueden afectarnos.

1. Estrés mental

2. Estrés social

3. Estrés psicológico

4. Estrés emocional

5. Estrés químico

6. Estrés nutricional (estilo de dieta)

7. Estrés por drogas y estilos de vida

8. Estrés por contaminación y toxinas ambientales

9. Estrés físico

10. Estrés macro (trauma)

11. Estrés micro (hábitos malos)

Los estrés más dañinos e importantes son el macro, causado por un trauma significativo, y el micro, que se debe a los hábitos malos. Entre esos hábitos podemos mencionar la mala postura, posiciones de trabajo indebido, posiciones incorrectas al dormir y el mal uso de aparatos tecnológicos como teléfonos, computadoras y demás.

Todo esto puede causar no solo subluxaciones, sino inflamación de los tejidos, espasmos musculares, irritación de los nervios y otras respuestas con las que tu cuerpo te deja saber que estás haciendo algo mal.

Ahí vienen entonces los síntomas, que no son otra cosa que una alarma que el cuerpo nos envía para que corrijamos las conductas incorrectas. El problema surge cuando se trata de erradicar el síntoma sin resolver la causa. Tomar medicamentos o aceptar tratamientos que solo tratan de aliviar el dolor es igual a desactivar una alarma de fuego sin apagar el mismo.

Dependiendo de la mentalidad del paciente, el quiropráctico puede ser el doctor favorito. Nuestro enfoque no es solo aliviar el dolor, sino encontrar la causa del problema para trabajar hasta eliminarla.

Aunque usualmente el paciente recibe alivio desde su primera intervención, hay ocasiones en las cuales el dolor aumenta antes de abatirse.

Esto es totalmente normal, porque estamos llevando al cuerpo a reparar unos daños que a veces llevan años sin tratarse, y la crisis curativa incluye sacar algunas áreas de su zona de confort para llevarlas al funcionamiento correcto.

Los métodos que usamos para trabajar las subluxaciones pueden variar dependiendo del paciente. Esto es algo que nos separa del resto de los practicantes de la medicina: no hay un tratamiento estándar para ninguna condición.

Si lo piensas, tiene sentido, porque no hay dos personas iguales. Por lo tanto, cada cuerpo puede reaccionar de diferentes maneras al mismo estímulo. Por eso, en mis clínicas llevamos a cabo una evaluación minuciosa del sistema nervioso y musculoesquelético de cada paciente, y repetimos las evaluaciones periódicamente con la última tecnología disponible en el mercado.

Los métodos de tratamiento incluyen los ajustes tradicionales en los que todo el mundo piensa al tratarse de la quiropráctica, pero además tenemos un arsenal de herramientas a nuestra disposición para hacer nuestro trabajo de la mejor manera posible. Estas incluyen imanes, láser frío, hidromasajes, cintas adhesivas cinéticas, niveladores de pies, la suplementación alterna y la educación continua al paciente mediante charlas y talleres.

Una de las muchas áreas en las cuales mi práctica se diferencia de otras es en la integración de los diferentes tipos de terapia en un plan individualizado para cada paciente.

En otras palabras, el ajuste no es lo único que se utiliza para lograr corregir las causas y aliviar los síntomas. Cada situación merece ser estudiada y analizada según las particularidades del paciente y su entorno. Entonces, un tratamiento en nuestra clínica usualmente envuelve dos, tres o más tipos de terapia acompañadas de uno de tres tipos de cuidado, los cuales trabajan de manera sincronizada para lograr mejores resultados.

El primer tipo de cuidado es el intensivo, que corrige los daños causados a través de los años y es el más agresivo. El segundo, el correctivo, busca corregir, fortalecer y optimizar el estado general de la salud. Y el tercero, el preventivo, ayuda a mantener los beneficios adquiridos una vez obtenida la recuperación óptima del sistema nervioso. Aquí también se refleja mi creencia en la salud integral, donde hay que explorar todos los componentes que influyen en cada caso.

Antes de que pases al próximo capítulo, contesta estas preguntas para definir el camino de tu nueva estrategia de cuidado de salud.

1. Fuiste diseñado para estar...
    a. Enfermo
    b. Sano
2. Tu cuerpo es...
    a. Inteligente y puede autosanarse
    b. Incapaz de autosanarse

3. ¿Cuál es el sistema más importante de tu cuerpo?

    a. Sistema digestivo

    b. Sistema musculoesquelético

    c. Sistema nervioso

4. Las 75 trillones de células que tenemos en nuestro cuerpo se regeneran cada 90 días.

    a. Cierto

    b. Falso

5. ¿Qué protege tu sistema nervioso?

    a. El cráneo y la espina

    b. «Hulk» y «Magneto»

    c. Bolsas de aire

6. ¿Qué son subluxaciones?

    a. Nervios pinchados

    b. Problema emocional

    c. Desviaciones de vértebras en la columna vertebral

7. ¿Qué son los síntomas?

    a. Advertencias de algo bueno

    b. Advertencias de que algo anda mal

8. ¿Qué debemos hacer con los síntomas?

    a. Medicarlos

    b. Ignorarlos

    c. Determinar la causa y tratarlos

9. ¿Qué es mejor?

    a. Prevención

b. Medicamentos

c. Cirugía

10. ¿Cuál es la causa de la mayoría de los problemas de salud?

   a. Malos genes

   b. Gérmenes

   c. Interferencias neurológicas (subluxaciones)

11. ¿Cómo sé que estoy saludable?

   a. Me siento bien

   b. Mi función está al 100%

   c. Me veo bien

12. ¿Qué debo hacer para corregir los problemas del sistema nervioso?

   a. Ignorarlos

   b. Medicarlos

   c. Tratarlos

13. ¿Cuál es el mejor tiempo para corregir tus problemas de salud?

   a. Ahora

   b. Cuando empeore

   c. Cuando el plan me cubra

14. ¿Quiénes son los responsables de cuidar tu salud?

   a. Familiares

   b. Tú mismo

   c. Planes médicos

15. Seamos honestos: si la salud es lo más importante para ti, ¿por qué no es tu prioridad #1 ahora mismo? Explica.

   a. _____

   _____

16. ¿Cuál NO es una de las razones de nuestra crisis de salud?

   a. Responsabilidad personal

   b. Definición incorrecta de la salud

   c. Los días duran 24 horas

   d. Postergación

17. ¿Crees que el sistema de salud actual está diseñado para ayudarnos?

   a. Sí

   b. No

18. El cuidado quiropráctico, ¿ayuda a reducir el impacto negativo que tienen los altos niveles de estrés en el cuerpo?

   a. Sí

   b. No

19. La misión de la quiropráctica consiste en liberar a la persona de interferencias neurológicas para que la inteligencia innata del cuerpo pueda cumplir su función óptimamente.

   a. Cierto

   b. Falso

20. ¿Qué es lo más valioso para ti?

   a. Salud

   b. Dinero

   c. Autos

21. Cuando nuestras vértebras están desalineadas por mucho tiempo y recibimos nuestro primer ajuste, es normal pasar por una crisis curativa (es decir, que los dolores aumenten). Esta crisis es una...

   a. Buena señal

   b. Mala señal

22. ¿Por qué es importante seguir tu plan de tratamiento?

   a. Mantiene el ritmo

   b. Evita recaídas

   c. Asegura mi mejoría

   d. Todas las anteriores

Las respuestas correctas a las preguntas anteriores son: 1. B, 2. A, 3. C, 4. A, 5. A, 6. C, 7. B, 8. C, 9. A, 10. C, 11. B, 12. C, 13. A, 14. B, 15.___, 16. C, 17. B, 18. A, 19. A, 20. A, 21. A, 22. D

¿Cómo saliste? ¿Estás contento con tus resultados?

DOLENCIAS COMUNES EN LA QUIROPRÁCTICA

Micro y macro traumas

Los microtraumas son el resultado de lesiones por malos hábitos acumulados durante el diario vivir. Cuando estos microtraumas se acumulan, desalinean tu columna vertebral, lo que afecta tus músculos y ligamentos ocasionando dolor e inflamaciones. Además, limita todos los sistemas del cuerpo (desde el sistema nervioso hasta el sistema reproductor), impidiendo que cumplan su rol.

A través de múltiples investigaciones, se han identificado varios tipos de estrés que pueden causar micro traumas. Algunos de estos son:

- Estrés físico: resultado de movimientos físicos inapropiados (ej. malas posturas).

- Estrés químico: resultado de malos hábitos alimenticios u otros.

- Estrés emocional: resultado de cómo reaccionamos a eventos que nos ocurren diariamente (ej. preocupaciones por la familia, trabajo, etcétera).

Por otra parte, los macrotraumas ocurren por caídas, accidentes de autos y otros eventos que nos pueden causar una lesión seria al instante o en el futuro. Si alguna vez tuviste un accidente automovilístico y pensaste que estabas bien o que no te había pasado nada, puedes estar equivocado. Muchos pacientes llegan a nuestras oficinas hasta un año después del accidente con dolencias relacionadas al mismo.

No olvides que altos niveles de estrés detienen el funcionamiento de tu cuerpo. Crea mecanismos para evitarlos, y procura salud.

Si estás leyendo todos estos síntomas o prácticas problemáticas y dices "a mi no me pasa eso, yo estoy como coco", déjame contarte del Síndrome de "Superman". ¿De dónde viene ese nombre? Viene de los pacientes que veo a menudo, que me hablan de su pasado y todas las maromas que hacían con sus cuerpos pensando que eran "Superman". Gracias a la rutina, cuando sentimos que estamos "sanos" esforzamos nuestro cuerpo y sentimos que podemos seguir retando el límite, porque no vemos las consecuencias inmediatamente. No es hasta que pasa el tiempo que empezamos a ver los efectos del esfuerzo extremo al que sometimos nuestro cuerpo a los veintitantos.

Es claro que las rutinas y la «falta de tiempo» son los culpables. Nos obligamos a trabajar sin detenernos, y eso nos lleva a olvidar nuestro límite. Cargamos cajas incorrectamente, nos movemos a las millas, pero pensamos que somos débiles si no damos el 100% en todo momento. Tu carro, ¿corre sin gasolina? Al igual que le tenemos que cambiar el aceite al carro a tiempo para que siga corriendo, así tenemos que cuidar de nuestra espalda y cuerpo para que pueda seguir funcionando a la larga.

Tan pronto vemos que nuestro cuerpo puede lograr ciertos movimientos, brincar escaleras o levantar cosas bruscamente, sobrecargamos nuestra espalda y otros músculos, olvidando que somos humanos. Si nos dejan, nos levantamos mañana y hacemos lo mismo sin preocupación. Cuando joven trabajaste todo el día levantando cosas pesadísimas, y luego fuiste al cine, pero ahora de adulto no te puedes levantar de la silla sin la ayuda de alguien. Tarde o temprano, el cuerpo siempre te va a pasar la factura.

Por supuesto, nuestro cuerpo está compuesto de mecanismos ideales e inteligentes que estimulan la regeneración y la recuperación pronta. Pero, eso no es una excusa para no ayudarlo a llevar a cabo estas funciones protectoras. Comparte las tareas pesadas entre dos, ten en consideración el esfuerzo que haces con tu espalda a diario y ten paciencia con la situación. Hablando de esfuerzo, no olvides conocer tus límites. ¡Solo *Superman* es el hombre de acero!

Dolor de espalda

Ustedes no tienen idea de la cantidad de personas que llegan a mi oficina porque tienen dolor de espalda. Es más, podría hasta decir que es la mayoría. Muchos ni se acuerdan de que tienen espalda hasta que les duele, y entonces es que recuerdan o alguien les dice que el quiropráctico es el «arregla espaldas». Lo bueno es que me da la oportunidad de ayudar a mis pacientes no solo con el dolor de espalda, sino con todas las otras situaciones corporales de las cuales tal vez ni siquiera estaban al tanto. Como les digo a mis pacientes:

"Tienes que agradecer el dolor. ¡Es una señal de alarma!"

La Asociación Americana de Quiropráctica (ACA por sus siglas en inglés) reporta que más de 31 millones de estadounidenses sufren de dolor de espalda. Ese dolor se manifiesta como dolor en la espalda baja, en el coxis o los discos. Es un dolor bastante común, pero se puede evitar y eliminar.

El dolor viene gracias a los esfuerzos mecánicos del día a día, como lo son el trabajo intenso y llevar a cabo acciones repetitivas. Igual, puede nacer de la falta de movimiento, como puede ser consecuencia de una lesión deportiva, caída o trauma. Otros causantes son obesidad, osteoporosis, tener mala postura, deteroración normal de las vértebras por envejecimiento, escoliosis, tener una pierna más larga que la otra y hasta los problemas emocionales y psicológicos.

Los problemas de dolor en la espalda también pueden manifestarse a través de otros síntomas como dolores musculares, dolor punzante que baja por la pierna, o dolor que empeora con el movimiento (al pararse, estirarse, caminar, etc). Otro síntoma que no muchos lo consideran uno, es que el dolor se mejore cada vez que te recuestas o que descansas. Como es una acción que calma el dolor, no se considera un problema. Pero, tener que desistir de una actividad y adoptar una posición sedentaria para aliviar un dolor no es normal.

Ya que la causa física del dolor es una subluxación vertebral, discos herniados o problemas con los tendones, la quiropráctica es la mejor alternativa para resolver el problema, e indirectamente trata otros problemas corporales que puedas estar desarrollando. «Hay muchos tratamientos disponibles para el dolor en la espalda baja. [...] Muchos se benefician de la terapia quiropráctica y la acupuntura.» (Goodman et al. 2013.) El beneficio de la quiropráctica es que al tratar una parte, las tratas todas. La otra alternativa son fármacos recetados u *over the counter*. Estos usualmente son solo un vendaje, un tratamiento temporero que solo resuelve el dolor a corto plazo y es una vía para desarrollar otros problemas debido a los efectos secundarios.

Un ejemplo de esto son las drogas antiinflamatorias sin esteroides (conocidas por sus siglas en inglés como NSAIDs). Es uno de los tipos de medicamentos más recetados para combatir estos dolores. Al tomarlos, las posibilidades de tener un ataque cardíaco se duplican, y pueden causar un derrame cerebral al igual que hemorragias digestivas, aumento de presión arterial y complicaciones renales. Y esto es solo por mencionar algunos efectos secundarios. No se ustedes, pero suena a que la «cura» es más mala que la enfermedad.

«Los pacientes con dolor de espalda baja crónico que fueron tratados por quiroprácticos demostraron mayor mejoría y satisfacción luego de un mes de tratamiento, en comparación con los pacientes tratados por médicos de familia. Los niveles de satisfacción fueron mayores para los pacientes quiroprácticos. Una proporción mayor de pacientes quiroprácticos (56% vs. 13%) reportó que su dolor de la espalda baja mejoró significativamente, mientras que una tercera parte de los pacientes de la medicina tradicional reportaron que su dolor de espalda baja estaba peor o demasiado peor.» (Nyiendo et al. 2000.)

En nuestras oficinas usamos todas las herramientas necesarias para ayudar a aliviar y resolver el dolor de espalda, incluyendo las terapias avanzadas que mencionamos anteriormente de láser frío clase IV, ajustes quiroprácticos especializados y terapia de hidromasaje, entre otras.

Se ha comprobado múltiples veces que la quiropráctica afecta positivamente los procesos biológicos, tanto química como celularmente. También estimula la fisiología básica que influye en la función inmunológica y reparación genética. Esto se refiere a lo que decía anteriormente: la quiropráctica trata de ayudar y prevenir no solo el dolor de espalda, sino todo el funcionamiento del cuerpo humano. Hazte amigo de tu quiropráctico, te prometo que te vendrá bien.

Dolor de rodillas

Nuestras rodillas aguantan mucho a diario. Es por eso que el dolor de rodillas no viene de una sola fuente. Puede afectar a cualquier persona, en cualquier edad, y puede salir de la nada. La articulación de la rodilla se compone de hueso, cartílago, ligamentos y líquidos. Los músculos y los tendones ayudan a que la rodilla se mueva en su articulación.

Hay un hueso de forma redonda que se ubica en la parte anterior de la rodilla y permite la articulación entre la tibia y el fémur. También se conoce como la patela. Usando la rótula como punto medio, el dolor se puede concentrar en los tendones de arriba, la parte de atrás de la rodilla, también en el interior, etcétera.

Como has aprendido hasta ahora, todos los extremos son malos: tanto ser excesivamente activo como ser sedentario pueden ser algunas causas para tu dolor de rodillas. El éxito está en tener un balance perfecto entre actividad física y descanso que se ajuste a tu diario vivir.

El bienestar no es una cosa del fin de semana, sino que se lleva a cabo a todos los días, de una manera u otra. En el caso del dolor de rodillas, puede ser tan simple como reducir el tiempo que pasas sentado.

Es cierto que el sobreuso (jugar deportes con frecuencia y trabajar sin el cuidado adecuado) es uno de los causantes más comunes para este dolor. Pero, este dolor también puede surgir por varios factores de riesgo. El sobrepeso, por ejemplo, pone demasiado estrés en las rodillas. De igual manera, la falta de flexibilidad puede llegar a ser un problema.

En casi todos los casos hay una desalineación en la columna, pelvis y cadera. Es aquí donde el ejercicio y un buen tratamiento quiropráctico matan dos pájaros de un tiro.

También están los factores de riesgo que están fuera de nuestro control, como dolores a causa de lesiones pasadas y enfermedades degenerativas. Algunos síntomas comunes son inflamación, enrojecimiento de la piel, calor al tocar, debilidad y no poder enderezar la rodilla o estirarla por completo.

El dolor de la rodilla se puede presentar al subir y bajar escaleras, al levantarse de una cama, caminando o simplemente con estirar la pierna. Ya que este dolor usualmente empieza como una molestia y continúa progresando hacia un dolor constante, es importante tomar los pasos necesarios para identificar la lesión, saber cómo empezó, y cómo lo podemos atender antes de que progrese. Este es otro campo en el que la quiropráctica gana la carrera.

«Un protocolo a corto plazo de terapia manual (quiropráctica) en la rodilla redujo el dolor en participantes con dolor de rodilla por osteoartritis de manera significativa y resultó en mejoras en el funcionamiento de la rodilla, según reportado por los participantes luego de dos semanas de tratamiento.» (Pollard et al. 2008.)

Las razones para el dolor varían, pero incluyen factores como la osteoartritis, ruptura del ligamento cruzado anterior (LCA) o posterior (LCP), problemas del cartílago, menisco, tendones o torceduras, el síndrome de banda iliotibial y hasta simples subluxaciones en la columna vertebral o desbalance pélvico. En general, las rodillas nos avisan de cosas que están pasando en nuestros cuerpos, y muchas veces en la espalda.

Como quiropráctico, mi primera acción va a ser reducir la inflamación, para entonces descubrir la raíz del problema y diseñar el tratamiento que lo resolverá.

Se harán ajustes quiroprácticos, quizás se usen técnicas de inmovilización, y lo más seguro y confiable serán las terapias de láser frío clase IV para regenerar células, tendones y ligamentos. Esto repara las estructuras óseas y acelera la sanación, a la vez que alivia el dolor.

Como de costumbre, en la medicina tradicional existen muchos medicamentos para tratar el dolor y la hinchazón de las rodillas, y casi siempre terminan recomendando cirugías. Dependiendo del medicamento, estos remedios se pueden encontrar en las farmacias ya sea sin receta o por medio de un referido médico. No hay garantía de que estos tratamientos funcionen. Por ejemplo, las inyecciones de corticosteroides son como jugar la lotería: a veces la pegas y funcionan por un tiempo (durante el cual la razón del problema se exacerba) y a veces lo intentas y pierdes el tiempo. Por eso confío tanto en la quiropráctica. Es una práctica sustentable, efectiva y que se enfoca en arreglar el problema, no disfrazarlo por un ratito.

Dolor de hombros

¿Sabías que el hombro es la articulación de mayor movilidad en el cuerpo humano?

Realmente es un conjunto de articulaciones, ligamentos, tendones y músculos. Es también una de las articulaciones que más se afecta, tanto por lesiones físicas como por problemas emocionales. Puedo decirte que es totalmente cierto que puedes «cargar todo el peso en tus hombros».

De todas las partes que componen el hombro, el manguito rotador es la que se afecta comúnmente. Esta parte se compone de cuatro músculos y sus tendones. En ocasiones estos se pinchan en el hombro, creando lo que conocemos como bursitis.

Por lo general, el dolor de hombros es más un síntoma que una condición. Usualmente el dolor de hombros llega a causa de alguna fractura, dislocación, desgarro, sobrecarga o separación en el área. Además, condiciones como la artritis y el síndrome del hombro congelado aportan al problema.

De hecho, el dolor de hombros no tiene que estar siempre relacionado con el hombro en sí. También se puede deber a problemas con los pulmones o el cuello, malas posturas y subluxaciones cervicales. Las malas posturas y movimientos incluyen cómo duermes, trabajas, levantas peso, cómo sujetas el libro cuando lees y muchos otros.

Cuando el hombro comienza a dar problemas, tiene una inflamación y surge un dolor que puede ser persistente, aún si estás descansando. También desarrolla problemas de movimiento, debilidad y hormigueo en los brazos y manos, poca fuerza para agarrar cosas y pinchazos o dolores en la zona del hombro.

El hombro es una parte integral de nuestras actividades diarias. Todos sabemos que a menos que el dolor sea preocupante, muchos recurren a las pastillas contra el dolor cada cuatro a seis horas y se olvidan hasta el otro día a la misma hora. Es a través de la quiropráctica que podemos trabajar para fortalecer el hombro y eliminar la necesidad de medicamentos contra el dolor. Con terapias frecuentes y buenos hábitos, conservamos el cuerpo en buen estado por más tiempo de lo que esperamos.

El problema está en querer solucionar la situación rápidamente sin importar lo que sacrificamos. Dicen que el vago pasa doble trabajo, y eso aplica a la salud. Las pastillas te van a dejar dormir, pero solo hasta que se acabe el pote. La quiropráctica tiene resultados a largo plazo. Ajústate un día, y verás como empiezas a guardar el dinero que gastas en pastillas.

«Aparte de su atractivo histórico, este acercamiento al tejido suave (compresión —quiropráctica) ha demostrado ser un tratamiento efectivo, seguro y bien tolerado para manejar el dolor de hombros, especialmente cuando se combina con un programa de ejercicios en la casa.» (Hains G. 2002.)

Los tratamientos que usamos para tratar los problemas del hombro incluyen los ajustes quiroprácticos especializados y el láser frío clase IV. Con un buen tratamiento podemos corregir los problemas en las cervicales y reducir la tensión en los músculos de manera que el cuerpo pueda recuperarse. El objetivo es que el paciente recupere el funcionamiento completo del hombro, mientras reducimos el dolor y la incomodidad. Buscamos una solución final, no un remedio temporero.

Ciática

Todos hemos escuchado hablar de la ciática —o nos duele a nosotros, o le duele a alguien que conocemos. Lo interesante es que casi nadie sabe lo que es, pero muchos se diagnostican ciática ante el primer dolor de pierna o cadera.

La ciática se refiere al dolor a lo largo del nervio ciático (dolor, debilidad, entumecimiento u hormigueo en una cadera y pierna), causado por un problema en la zona lumbar de la espalda.

La ciática es un síntoma de otro problema de salud, no una enfermedad independiente.

La ciática ocurre cuando hay presión o daño al nervio ciático. Este nervio comienza en la región lumbar y baja por la parte posterior de cada pierna, controlando los músculos de la parte posterior de la rodilla y región inferior de la pierna. Igualmente, proporciona sensibilidad a la parte posterior del muslo, parte de la región inferior de la pierna y a la planta del pie.

Los síntomas de la ciática suelen ser:

- Dolor constante en una nalga o en una sola pierna (rara vez puede presentarse en ambas piernas).

- Dolor que se agudiza al sentarse.

- Quemazón u hormigueo que bajan por la pierna (en vez de un dolor sordo).

- Debilidad, adormecimiento o dificultad para mover la pierna o el pie.

- Dolor punzante que pueda hacer difícil ponerse de pie o caminar.

El dolor de la ciática varía desde poco frecuente e irritante hasta constante y debilitador. Los síntomas también varían mucho en cuanto al tipo de síntoma, el lugar afectado y su gravedad. Todo depende de la causa. Aunque los síntomas pueden ser muy dolorosos, casi nunca producen daños permanentes en el nervio ciático.

La causa de los síntomas de la ciática es la irritación del nervio ciático mayor. El nervio ciático es el más grande de los nervios del cuerpo, y está compuesto por raíces individuales que surgen de varias partes de la columna vertebral para luego juntarse y formar el "nervio ciático".

- El nervio ciático empieza en la parte inferior de la espalda en el segmento lumbar 3 (L3).

- De cada nivel de la parte inferior de la médula espinal sale una raíz nerviosa. Luego, estas raíces se juntan para formar el nervio ciático mayor.

- El nervio ciático va desde la parte inferior de la espalda hasta la parte posterior de cada pierna.

- El nervio ciático se ramifica en cada pierna para proveer nervios a ciertas partes de la pierna: nalga, muslo, pantorrilla, pie y los dedos de los pies.

Los síntomas de la ciática son diferentes según la parte del nervio comprimida. Por ejemplo, una compresión del nervio en el quinto segmento lumbar (L5) puede ocasionar una debilidad en la extensión del dedo gordo del pie y a lo mejor en el tobillo.

Las causas comunes de ciática incluyen:

- Hernia de uno o más discos —los discos son unas almohadillas suaves que se encuentran entre las vértebras y conforman la columna vertebral. Si estas almohadillas se desgarran, desplazan o «pillan», el disco se considera herniado.

- Estenosis raquídea - Es el estrechamiento de la columna vertebral que provoca presión sobre la médula espinal, o estrechamiento de las aberturas por donde los nervios raquídeos salen de la columna vertebral.

- Síndrome piriforme - Dolor y adormecimiento en los glúteos y hacia la parte trasera de su pierna. Esto ocurre cuando el músculo piriforme presiona el nervio ciático.

- Subluxaciones

- Lesión o fractura de la pelvis

- Tumores

Escoliosis

La escoliosis ocurre cuando se crea una curvatura anormal en la columna vertebral, frecuentemente durante la niñez, la pubertad o la época de los «estirones». La columna vertebral tiene tres curvas naturales, las cuales crean una forma de «s» cuando se mira por el lado (por debajo de la axila). Las personas que desarrollan escoliosis tienen además una curva lateral, que se puede ver desde la parte de atrás de la espalda y hace que esa vista de la columna se vea en forma de «s» o «c», en vez de verse derecha como se supone. Las personas con escoliosis muchas veces tienen los hombros desiguales, desniveles en la cintura y caderas, o protuberancias en las costillas o en la espalda baja.

Aunque al momento desconocemos la causa de esta condición, cuando varios miembros de la misma familia comparten el padecimiento podemos asumir que hay un componente genético. También puede ser causada por lesiones en en la médula espinal y por condiciones que afectan los músculos como distrofia muscular, perlesía cerebral y polio. Además, condiciones espinales que afectan las vértebras, tales como la osteoporosis, osteomalacia y otras, pueden degenerar hasta resultar en la escoliosis.

La mayoría de los casos son leves, pero algunos niños que tienen el padecimiento ven cambios dramáticos en sus curvaturas según su crecimiento. La curvatura causa que la columna vertebral rote, gire, o se encorve. La escoliosis grave puede causar que el espacio en el pecho disminuya, creando dificultad para respirar.

En muchas ocasiones los padres no pueden detectar esta condición en sus primeras etapas, porque solo se define cuando el niño crece, y por lo general no causa dolor.

Una curvatura mayor de diez grados ya se considera escoliosis. Cuando la curvatura llega de veinte a cuarenta grados se considera una escoliosis moderada, que debe ser revisada continuamente y tratarse con terapias quiroprácticas. Así, se aumenta el funcionamiento de la columna vertebral y se puede disminuir la degeneración paulatina.

Se usan métodos de terapia más complejos cuando ya la curvatura es de cuarenta y cinco grados o más y el niño todavía está en crecimiento. Estos métodos también se pueden utilizar en jóvenes de madurez esquelética (ya crecieron lo que van a crecer) con curvaturas de cincuenta a cincuenta y cinco grados.

Claro, cada caso es diferente, cada persona es diferente, y debido a esto trato de ajustarme a las necesidades del paciente.

La escoliosis en adultos típicamente es un resultado de la escoliosis de adolescente. Aunque es posible desarrollar escoliosis una vez se llega a la adultez, no es común. Muchos adultos descubren su escoliosis al buscar ayuda para su dolor de espalda.

Muchas veces la presión en los nervios causada por la curvatura anormal causa debilidad y adormecimiento en las extremidades, y eso es lo que lleva al paciente a buscar un diagnóstico. Sin embargo, independientemente de la causa, los ajustes y tratamientos quiroprácticos pueden ayudar a reducir el dolor, detener la degeneración de la condición y aumentar la calidad de vida del paciente adulto.

A menudo conocemos gente con escoliosis, y estoy seguro de que ninguno tiene los mismos síntomas o formas en sus cuerpos. La presentación de esta condición no es consistente, y esta variedad no debe llevarnos a pensar que no es una condición que requiere atención.

Como mencioné al principio, la escoliosis suele atacar a niños y jóvenes. Es triste, porque estas son etapas de la vida que ya son complicadas. Imagínate añadirle esta enfermedad. De tal manera, para tratar la condición y no afectar el estilo de vida de tu hijo o pequeño, puedes apoyar la práctica de deportes y ejercicio en el diario vivir.

Si tienes un diagnóstico de escoliosis, busca un quiropráctico lo antes posible. Nosotros somos los mejores recursos en tu equipo de apoyo. Como expertos en el sistema musculoesqueletal, te podemos ofrecer información muy valiosa sobre tu condición y tus opciones de tratamiento.

De paso, aprovecho para recordarte que no deberíamos depender de ser diagnosticados con una condición física para atenderla o crear buenos hábitos. Trata de mantener todos los chequeos constantes. Este hábito debería ser integrado en nuestra agenda junto con el resto de nuestras responsabilidades, para así estar a la vanguardia de condiciones como esta. Si aún no conocemos el origen de la escoliosis, deberíamos defendernos contra ella lo mejor posible.

Discos herniados

Para poder hablarles sobre cómo suceden los discos herniados debo hablar primero de la composición de las vértebras en la columna. Entre cada vértebra hay un disco invertebral. Estos actúan como amortiguadores o *shock absorbers* cuando caminamos, corremos, etcétera. Son como almohadillas compuestas de un núcleo pulposo y anillos fibrosos rodeando el núcleo. La hernia en los discos sucede cuando ese núcleo empuja los anillos a consecuencia de algún desplazamiento de vértebra, lesión, fricción o actividad fuerte. Esto presiona la médula espinal y produce dolor y otras consecuencias.

Las hernias en los discos generalmente ocurren en el área lumbar, es decir, las últimas cinco vértebras en la columna. A pesar de que hay factores de riesgo que pueden causar este problema, también puede suceder por la edad y el desgaste natural del cuerpo si no es ajustado regularmente. Muchas partes de nuestro cuerpo sufren con el pasar de los años. No importa cuán buenos sean nuestros hábitos, todos envejecemos. De todos modos, el constante uso inadecuado gasta y explota nuestras articulaciones antes de tiempo y, es por esto que cuidar el cuerpo desde una edad temprana es crucial.

Los discos herniados son más comunes entre hombres de treinta a cincuenta años. El sobrepeso y cargar cosas pesadas son también factores de riesgo comunes. Estar sentado por mucho tiempo y hacer acciones repetitivas constantemente pueden llevarte a sufrir de discos herniados. Los síntomas varían entre dolor de espalda en general, dolor de pierna, hormigueo y adormecimiento del pie y mareos.

Esta lesión es el ejemplo perfecto de lo que sucede luego de años de descuido. No es que queramos prestarle poca atención a nuestro bienestar intencionalmente, pero con el ajetreo, la rutina y los golpes de la vida diaria, el bienestar a largo plazo queda al final de la lista. Si te puedes levantar de la cama y terminar el día exitosamente, piensas que todo está bien.

Los tratamientos tradicionales incluyen reposo y terapia física, pero claro, también ofrecen inyecciones epidurales, medicamentos antiinflamatorios y hasta cirugía. Con estos fármacos se corre siempre el riesgo de desarrollar efectos secundarios, o que el medicamento no funcione. En cambio, la quiropráctica ofrece opciones viables para mantener el bienestar de la columna y sus vértebras por medio de ajustes y terapia física. También ayuda con la buena postura, fomenta el ejercicio y minimiza el riesgo de lesiones grave, en caso de un accidente o una caída fuerte. A la larga, la quiropráctica prepara el cuerpo para lo que venga, no importa a qué edad.

«Sesenta por ciento de los pacientes con ciática cuyos tratamientos médicos fracasaron se beneficiaron de la manipulación espinal al mismo grado que los que se sometieron a intervenciones quirúrgicas.» (McMorland, Gordon et al. 2010.)

El cuerpo tiene la capacidad de sanar. Un disco herniado puede ser reabsorbido y cicatrizar como cualquier otro tejido.

En mi clínica, usamos tratamientos que incluyen los ajustes, técnicas de inmovilización y terapias de láser frío clase IV para estos problemas. Con estos tratamientos se reabre el espacio donde se supone que el disco esté para que el cuerpo lo reabsorba, liberando la presión sobre la médula ósea, y disminuyendo o eliminando la incomodidad y dolor. Los pacientes con discos herniados pueden, con la ayuda quiropráctica, volver a disfrutar de una vida normal.

ERGONOMÍA: POSTURAS CORRECTAS

Postura

La postura es la posición que mantiene nuestro cuerpo mientras hacemos actividades, sean estáticas o en movimiento. No solo influye en cómo te ves, sino que afecta el funcionamiento de todo tu organismo.

La postura determina la manera en que el peso de tu cuerpo se distribuye en todas sus partes. Una mala postura corporal puede resultar en trastornos tanto físicos como funcionales. Estos trastornos pueden afectar tu calidad de vida. La mala postura corporal se refleja en los huesos, músculos y articulaciones. Sus consecuencias se pueden manifestar en dificultades digestivas, respiratorias, dolores músculo-esqueletales y muchas otras.

La columna vertebral es el soporte del tronco del cuerpo y la parte más importante del sistema esqueletal. La columna está compuesta por vértebras, las cuales están separadas por discos fibrocartilaginosos que funcionan como unas almohadas. Todo esto está unido por ligamentos y rodeado de músculos.

Las vértebras protegen la médula espinal, que es el centro de mensajes del sistema nervioso. La médula es el transmisor de mensajes desde y hacia el cerebro y todos los nervios del cuerpo.

En su estado normal, la columna vertebral presenta unas curvaturas naturales que podemos dividir en cuatro: cervical, lumbar, dorsal y sacral. La estabilidad de la columna proviene de sus discos, ligamentos y músculos relacionados. Este conjunto de elementos le permite al organismo ejecutar movimientos de flexión, extensión y rotación.

Como podrán notar, la columna vertebral es el centro de todo. No solo es el centro de tu esqueleto, sino que protege tu sistema nervioso. Por lo tanto, no es difícil entender que los problemas de la columna afectan el funcionamiento de todos tus sistemas.

¿Cuál es la postura correcta?

La buena postura se define como la alineación simétrica del cuerpo en torno a su eje de gravedad, que es la columna vertebral. La cabeza se mantiene derecha, la pelvis está centrada y las extremidades ubicadas de tal manera que el peso

del cuerpo se distribuye equitativamente. Los hombros deben estar alineados con las orejas y las caderas, el mentón
debe estar recogido y el abdomen se mantiene en posición
recogida también. Los hombros deben mantenerse relajados
y las rodillas ligeramente flexionadas.

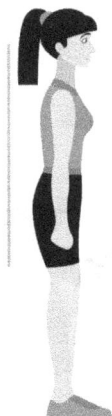

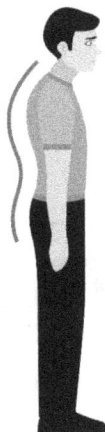

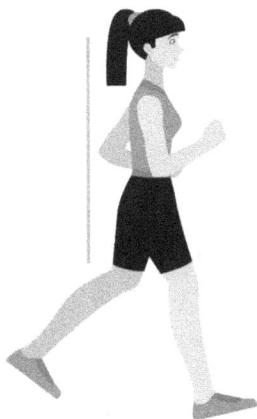

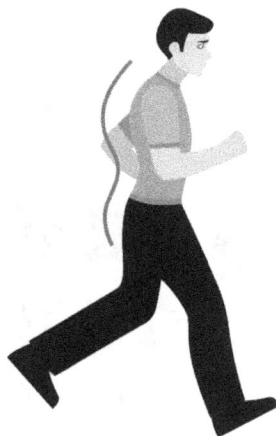

¿Cómo debo realizar mis actividades diarias sin afectar
mi espalda?

Cada vez que nos levantamos, realizamos nuestras labores en el trabajo o en la casa, dormimos, etcétera, asumimos posturas que pueden afectar nuestra salud espinal. Aquí tienes diez consejos para que puedas mejorar tu postura:

1. Siéntate correctamente

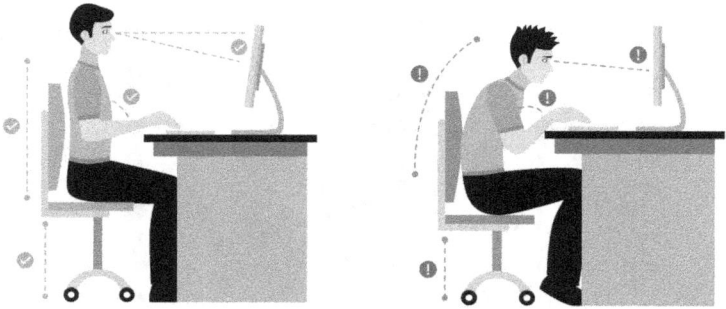

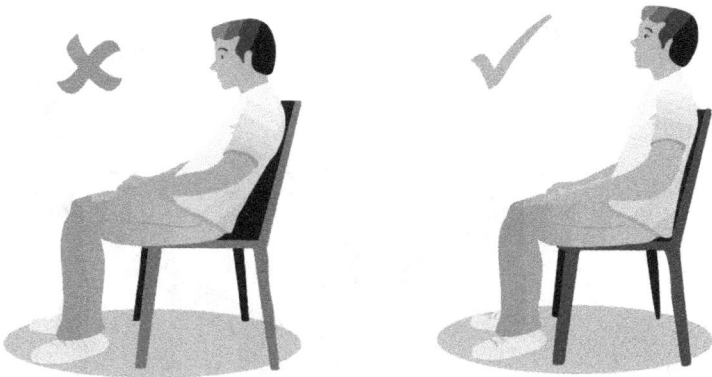

Al descansar y al trabajar con la computadora, procura sentarte bien. Te recomiendo que los ojos estén a la altura del computador; guarda una distancia de al menos 1.8' de la pantalla; forma un ángulo de 100° entre el espaldar de la silla y el asiento; forma un ángulo de 90° al teclear, de forma que tus hombros y el cuello se relajen; levántate cada 30 minutos y camina por unos segundos.

2. Levanta objetos correctamente

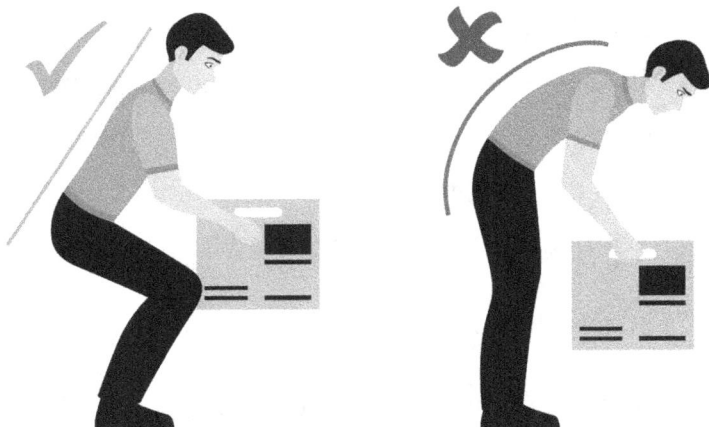

Procura doblar las rodillas, levantarte manteniendo la espalda erguida y mantener el peso del objeto tan cerca de tu cuerpo como sea posible.

3. Toma mucho líquido

La cantidad de agua que se recomienda tomar equivale a la división entre tu peso en libras y el número 16. Esto te dará el total de vasos de ocho onzas que debes consumir como mínimo diariamente. El agua te beneficiará muchísimo: te ayudará a transportar oxígeno y nutrientes; eliminar residuos y toxinas del cuerpo; mantener la elasticidad de los tejidos y el líquido en las articulaciones, entre muchos otros beneficios.

4. Muévete

¡Dile NO al sedentarismo! Comienza a levantarte de la silla o sofá cada 30 minutos. Cuando camines o estés de pie, procura mantener los hombros relajados, espalda derecha, mirada al frente, rodillas ligeramente flexionadas y pies separados (al menos 6 pulgadas).

5. Estírate diariamente

Procura que tu quiropráctico o entrenador físico te asigne ejercicios de estiramiento que te ayuden a mantener el rango adecuado de movimiento para la columna vertebral y articulaciones.

Mira estos ejemplos provistos por *StraightenUp America***.

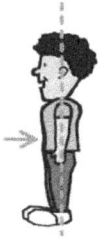

Párate o siéntate derecho(a) en la «postura ganadora», con la cabeza alta y el estómago hacia adentro, para verte y sentirte mejor.

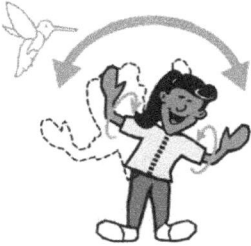

Colibrí – Dobla tus codos y haz círculos hacia atrás alrededor de tus hombros durante 10 segundos. Pon los omóplatos juntos.

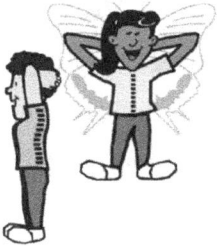

Mariposa – Con cuidado, coloca tus manos detrás de tu cabeza y mueve tus brazos como las alas de una mariposa 4 veces. Luego, dale un masaje suave a los músculos de tu cuello. Haz esto 2 veces al día para mejorar tu postura.

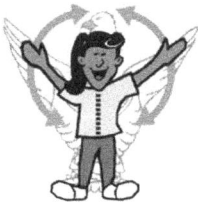

Águila – Inhala y estira tu columna vertebral mientras levantas lentamente los brazos por encima de tu cabeza.

6. Duerme bien

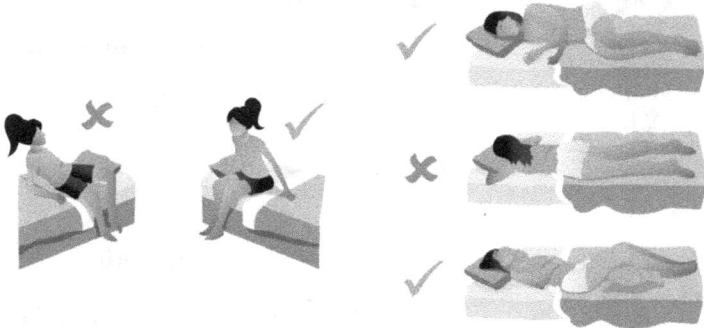

Es importante que duermas alrededor de ocho horas diarias. Al dormir, procura acostarte de lado con las rodillas flexionadas o boca arriba, con una almohada debajo de las rodillas para mantener las caderas y rodillas en flexión. Recuerda que el colchón o *mattress* debe ser firme y a la vez debe adaptarse a las curvas de la columna vertebral, y que la almohada debe permitirte mantener la curvatura natural del cuello.

7. Aprende a respirar bien

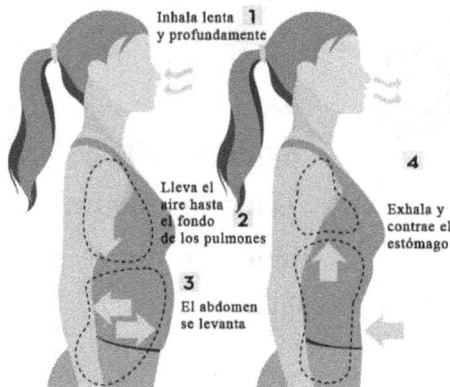

Inhala lenta y profundamente, llevando el aire hasta el fondo de los pulmones. Sabrás si lograste respirar bien si tu abdomen se mueve con cada respiración, además de tu pecho.

8. Sé consciente: ¡tus acciones tienen consecuencias mañana!

   a) Estar consciente de que cada movimiento tiene un impacto en tu salud que te beneficiará. Mientras camines, limpies tu hogar, cocines, conduzcas un automóvil, duermas o trabajes, piensa en conservar buenas posturas para que logres sentirte bien y le permitas a tu cuerpo cumplir su función. Para que tengas idea de lo importante que es cada movimiento, cada pulgada que la cabeza se mueve hacia delante implica cuatro kilogramos extra de presión en el cuello.

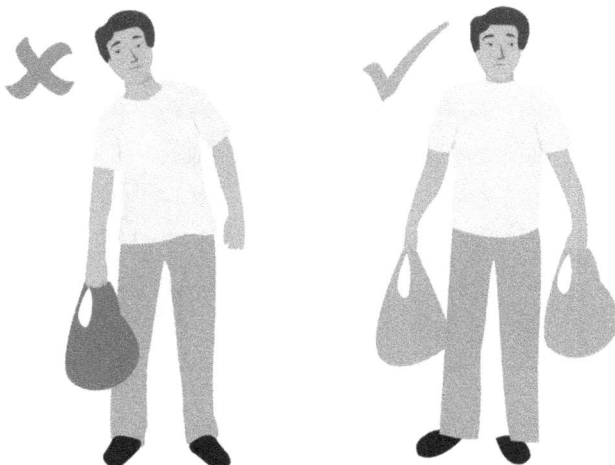

b) Si usas billetera, procura no sentarte sobre ella, ya que puede desalinear tu cadera y provocarte dolores en la espalda baja, entre otros.

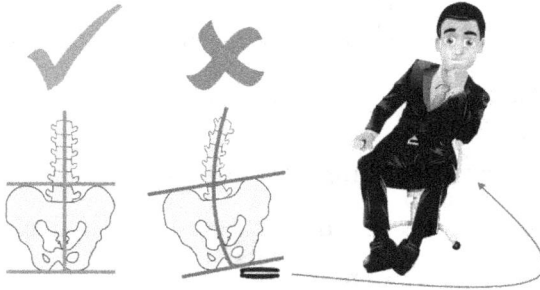

c) Si usas carteras, procura que no pesen 25 libras como un bloque de cemento: tus caderas, pelvis y espalda pueden sentir las consecuencias. ¡Cuídate y distribuye el peso equitativamente! Solo lleva lo necesario*.

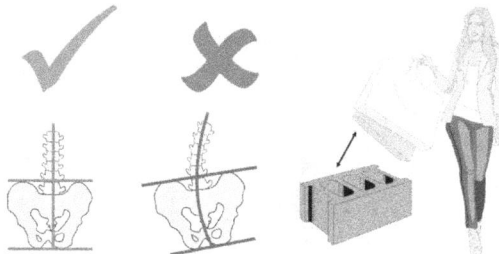

d) Cuando barras, pases el mapo, friegues o planches ropa, mantén tu espalda derecha y la herramienta para limpiar lo más cerca de tu cuerpo como sea posible. Si te inclinas, dobla tus rodillas y haz el movimiento de inclinación desde tus caderas, no desde la cintura.

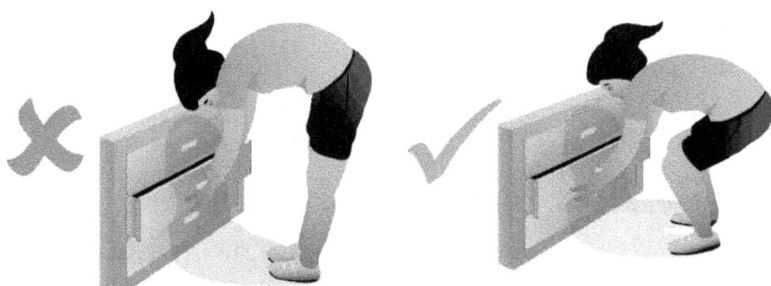

El fregadero y la tabla de planchar deben estar a una altura que permita mantenerte derecho y no te obligue a estirar mucho los brazos. Pon un banquillo debajo del pie y altérnalo con el otro pie cada 15 o 20 minutos para que liberes tu espalda de presión.

e) Al conducir tu auto, procura apoyar tu espalda completamente al espaldar del asiento. Mantén tus ojos a la altura del parabrisas, e inclina el asiento unos 100°. Apoya ambos brazos en el guía y mantenlos semiflexionados. Igualmente, mantén tus pies semiflexionados en el acelerador o el freno.

Recuerda que tus piernas nunca deben estirarse por completo al presionar el freno.

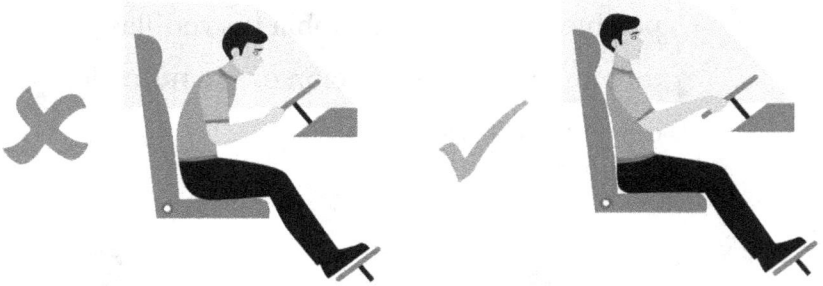

f) Cuando uses zapatos, no los uses muy altos o muy bajos. La altura ideal de un tacón está entre uno y cinco centímetros.

g) Cuando uses una tableta o un celular, mantén el aparato electrónico a la altura de tus ojos, no inclines la cabeza y mantén tu espalda derecha.

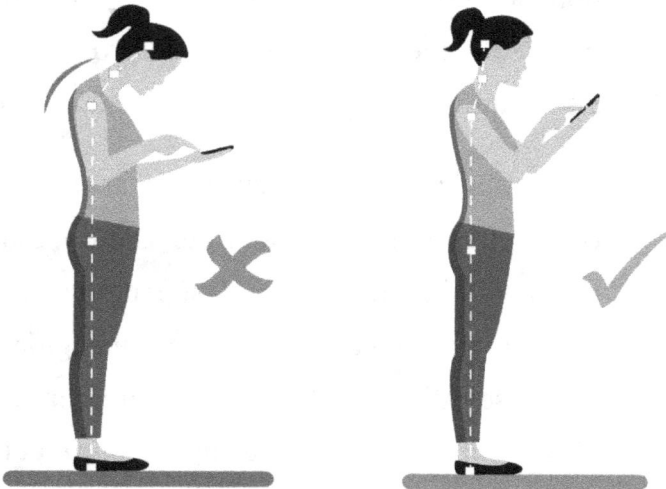

9. Instala aplicaciones especiales en tu celular

En tu celular, busca aplicaciones que te adviertan cuando asumes posturas incorrectas. Algunos nombres que puedes escribir en el buscador de tu tienda electrónica son: *posture, posture correction, posture reminder*, entre otros relacionados.

10. Ajusta tu columna vertebral

Un ajuste quiropráctico corregirá los micro traumas que experimentas a diario y eliminará tus dolores. Recuerda que una columna alineada es el 100% de función de tu cuerpo.

*En cuanto al tema de las carteras, quiero recalcar la importancia de ser cuidadosos. Tanto hombres como mujeres deben aceptar que las carteras no son maletas. No hay razón para llenarlas con libras de cosas innecesarias. Si de verdad necesitan todas esas cosas que siempre llevan de paseo en las carteras, en realidad se están preparando para un viaje largo y no para una salida casual.

Piénsalo bien, ¿cuántas cosas llevas en esa cartera que nunca usas?

¡Algunas carteras de mujer llegan a pesar entre ocho a veinte libras! Eso ocasiona daños en tus hombros, columna vertebral, y hasta puedes terminar con un disco herniado.

¿Cuáles son algunos de los efectos físicos de la mala postura?

- «Mono trepa'o» – Cuando asumes malas posturas al trabajar en la computadora o al dormir, usualmente descubres con el tiempo que tienes dolor en el cuello u hombros, o que estás tenso. Acto seguido de la queja dices: «tengo el mono trepa'o». No ignores esta señal tan importante: ¡tienes un espasmo muscular! Cuando esto ocurre, los músculos se contraen como resultado de la tensión ejercida mientras asumes malas posturas. ¿Alguna vez te ha pasado? ¡Atiéndete y mejora tu postura!

- Dolor – Cuando te mantienes mucho tiempo sentado o parado sin moverte y la espalda no está derecha, se producen lesiones como deshidratación de los discos, ciática, estrechamientos y desplazamientos. Todas estas lesiones resultan en dolores en el área de la espalda y extremidades. Los movimientos mal realizados, el mantener la cabeza en una posición incorrecta y el estrés pueden causar molestias en el área del cuello y hombros.

- Riesgo de lesiones mayores - Al adoptar una mala posición, el peso del cuerpo se distribuye mal y tiene mayores riesgos de sufrir daños.

- Problemas de movimiento de las articulaciones – Si tus huesos y músculos espinales están desalineados, las articulaciones no pueden moverse de la manera correcta.

- Fragilidad de la columna – Los ligamentos se pueden estirar, y los discos pueden herniarse. Las lesiones repetidas en ligamentos y músculos los debilitan. Todo esto repercute en mayores riesgos de lesiones futuras.

- Problemas de equilibrio – Si tu soporte principal no funciona correctamente, es más difícil lograr el equilibrio. Esto puede resultar en caídas y más lesiones.

- Problemas de digestión - Gran parte del sistema digestivo se controla desde el bulbo raquídeo a través del nervio vago. El bulbo raquídeo es donde termina la médula espinal, conectándose al cerebro. Desde ahí se gobiernan muchas funciones vitales, incluyendo la digestión. Un mal alineamiento, o tener subluxaciones en la columna vertebral, puede entorpecer el funcionamiento de esta comunicación nerviosa, generando distintos tipos de problemas incluidos los problemas digestivos.

- Problemas respiratorios – Los nervios que salen de la médula espinal también son los encargados de regular y energizar la actividad pulmonar. Si estos nervios se debilitan debido a la presión causada por malas posturas continuadas o forzadas, los pulmones van a dejar de recibir esa energía e instrucciones correctas para mantener un buen funcionamiento.

- Otros – Como la columna vertebral protege tu sistema nervioso, y las malas posturas ocasionan desviaciones, puedes enfrentar problemas en tu sistema reproductor, cardiovascular (mala circulación, mayor probabilidad de tener infartos, etc.), inmunológico (enfermarte más), entre otros. ¡Recuerda que todos los sistemas de tu cuerpo funcionan porque el sistema nervioso envía los impulsos nerviosos necesarios para que trabajen!

Todos usamos nuestro sistema musculoesquelético las 24 horas del día para ejecutar nuestras actividades diarias y hasta para dormir. Es común que asumamos posturas incorrectas en el diario vivir, porque nos sentimos más cómodos así.

**Como un bono final, quiero dirigirlos a una información valiosa que está disponible gracias a uno de mis profesores de *Life University*. «Visualizamos un momento en que cada persona tomará dos o tres minutos cada día para cuidar su salud de la columna vertebral, del mismo modo que cuida su salud dental. *Straighten Up America* es una iniciativa de promoción de la salud e innovadora diseñada para empoderar a las personas hacia una mejor salud de la columna vertebral y una mejor calidad de vida.» Los puedes encontrar en www.straightenupamerica.org.

Notas:

MANEJO DE ESTRÉS

El estrés es un obstáculo con el que batallamos a diario. Sentir estrés ya casi se toma por sentado en nuestra vida. La sociedad en la que vivimos imposibilita que nos podamos sentir seguros o tranquilos. Siempre hay algo que hacer, algo que pagar, sitios a donde ir, etcétera. Nos pasa a todos, aún a los más organizados y diligentes. Considero que el estrés es, en gran parte, un mecanismo de defensa que nuestro cuerpo activa cuando siente peligro o incomodidad. Cuando este mecanismo se sale de control, entonces es que hay problemas.

Aunque el estrés se ha convertido en parte de nuestro estándar de vida, ahora más que nunca tenemos que dar un paso atrás y tratar el estrés como el problema que es.

Con el ajetreo, no nos damos cuenta de todo lo que nuestro cuerpo sufre al tener tanta presión encima. Me atrevo a decir que, aunque nos demos cuenta de las consecuencias, las ignoramos porque realmente no tenemos tiempo.

Quizá hasta nos acostumbramos a vivir con los síntomas del estrés abundante.

¿Cuáles son estos síntomas? Sentir puro agobio, al igual que ansiedad, fatiga e irritabilidad. La tristeza y depresión también contribuyen grandemente al problema. La más importante, en mi opinión, es la falta de motivación y concentración. No sentir ganas de trabajar crea muchísima frustración y culpabilidad, lo cual causa más estrés y contribuye a la letanía.

Como es de esperarse, el estrés no afecta una sola área de nuestro bienestar. Se cuela en todos los aspectos de la vida, y esencialmente consume nuestro existir si no se le presta atención y se hacen cambios. Por ejemplo, algunos síntomas físicos son dolor de cabeza, de pecho y malestar estomacal. También dolor muscular, problemas de sueño y hasta cambios en el apetito sexual.

Nuestro comportamiento se adapta para emular este flujo tóxico. Nuestro apetito se altera, y comemos por montones, o no comemos nada. Sentimos la necesidad de recurrir a las drogas o alguna sustancia que provoque euforia, aunque sea temporera. Dejamos de socializar y confraternizar, y nos empezamos a mover cada vez menos y menos hasta caer en un estado de sedentarismo extremo. Hacer ejercicio desaparece de nuestra lista de quehaceres por completo.

Si vienes a ver, por sí solos estos síntomas son manejables y comunes. Pero, como ya sabemos, no deberíamos esperar que algo se vuelva un problema gigante para poder atenderlo.

¿Por qué es importante tener buen manejo del estrés? Como mencioné anteriormente, el estrés perjudica la salud en todos los sentidos. En más detalle, el estrés puede causar problemas de presión arterial, afectar los niveles de colesterol, nuestro balance hormonal y los químicos en el cerebro. Sobre todo, debilita el sistema inmunológico. El efecto dominó de todo esto crea más problemas de salud, lo cual nos regresa al principio del problema: más estrés.

El estrés se vuelve un círculo vicioso si no tenemos cómo detenerlo. Es por eso que debemos tener en cuenta nuestro bienestar para poder llevar a cabo nuestras vidas con mejor control emocional. Al final del día, estar mental y físicamente saludables nos permite trabajar y cumplir con nuestras responsabilidades.

Hay varios cambios que puedes hacer poco a poco para crear una costumbre de autocuidado y resiliencia.

Por ejemplo, mantenerte activo haciendo ejercicio e involucrarte en actividades sociales dinámicas ayuda con tu humor y tu nivel de energía. Ejercitarte relaja tu cuerpo, y puede servir como una técnica de relajación e introspección, recordándote que estás haciendo un cambio conscientemente. El ejercicio es una actividad versátil que se puede hacer en un gimnasio, afuera en el parque o hasta en tu propia casa. Puedes hacerlo solo, con amistades, competitivamente o a tu paso. Ejercitarte activa tu respiración, y te ayuda a desarrollar control de la misma.

Hablando de respiración, aprender técnicas respiratorias para aliviar el estrés también tiene grandes beneficios. Toma un segundo mientras lees para cerrar los ojos y respirar profunda y lentamente hasta que tengas los pulmones llenos. Luego, exhala suavemente por la nariz. Reflexiona en lo satisfactorio y relajante que es ese acto tan simple. Respirar conscientemente ayuda a aclarar la mente y abre los pulmones, ayuda con la postura y refresca grandemente tu interior.

Hacer cambios en nuestros hábitos alimenticios también es importante. Fíjate que no dije «hacer dieta». Cuando hablo de hábitos alimenticios me refiero a la comida que consumimos, pero también cómo la consumimos. No comas ajorado, saca tiempo para sentarte y disfrutar tu comida. Mantén una dieta rica en probióticos, ya que la salud intestinal y estomacal afecta el humor y el estado emocional.

No podemos olvidar trabajar con nuestras emociones y pensamientos a largo plazo. Mantenernos positivos contribuye a convencer a nuestro cerebro de que podemos salir de este estado estrésico, aunque sea difícil de creer. Es aquí cuando podemos aplicar el «*fake it until you make it*» (fingir hasta que lo logres). Nuestros pensamientos tienen muchísimo poder, y aprender a manejarlos da por sentado que otros cambios se desarrollen.

Haz afirmaciones diarias, declara intenciones para tu día, y no te dejes llevar por cualquier inconveniente. Recuerda que llegar al punto de querer hacer cambios es un reto, y que no todo lo que es bueno para nosotros viene de forma fácil. Más que nada, te exhorto a que hagas planes concretos y no te detengas en tu búsqueda del bienestar.

Notas:

MEDICAMENTOS Y CIRUGÍAS

¿Has notado que cuando nos dan antojos de algo, usualmente es algo que no hemos comido en mucho tiempo? Me he dado a la tarea de siempre verificar qué componentes nutricionales tienen mis antojos, y en los ingredientes siempre veo algo que mi cuerpo tal vez necesitaba. Elementos como hierro, vitaminas, probióticos, etc. El cuerpo habla, y queda de nosotros escuchar. Nuestro cuerpo es una entidad viva que tiene todo lo que necesita para sanar y manejar cualquier crisis de salud, ya sea física o mental.

> *El cuerpo humano tiene la solución siempre, solo hay que ayudarle a llevar a cabo sus procesos naturales. Es por eso que es tan importante alimentarnos bien, mantener una buena condición física y cuidar de nuestros hábitos.*

Debes estar pensando, «pero, existen situaciones que requieren intervención médica». Es normal que pienses eso de primera instancia, porque es lo que nos han enseñado toda la vida —que nuestro bienestar depende de un segundo y un tercero, pero nunca de nosotros. Nos han criado para pensar que nosotros solo le damos mantenimiento básico a nuestro cuerpo, y que el resto del trabajo depende de un doctor que recete y opere cuando sea necesario. Pero, la realidad es que medicarnos con pastillas y dejar que nos abran no es la solución.

La cirugía de por sí tiene demasiados riesgos, al igual que usar medicamentos para todo. Lo digo y lo repito, cuando se trata de estas soluciones, la cura es más mala que la enfermedad. Cuando un doctor te va a operar y comienza una conversación sobre consentir los procedimientos, lo primero que hace es que te alerta sobre los riesgos que conlleva cualquier cirugía. Algunos de estos riesgos son sangrado profuso, daños a las estructuras que rodean el área quirúrgica en el cuerpo y hasta que alguien olvide algún material estéril dentro de tu cuerpo y cierren como si nada.

Errar es de humanos, pues no somos perfectos. Es precisamente por eso que tenemos que dejar de tratar nuestros dilemas con medicinas creadas por seres humanos que cometen errores, y que solo esconden el problema o lo alivian de forma temporera.

Para lograr resultados a largo plazo hay que considerar de dónde nacen los problemas y tratar la raíz, no el síntoma.

Es por eso que les traigo el caso de Peter Starr, un cineasta que produjo el documental *Sobrevivir el Cáncer de Próstata Sin Cirugía, Medicamentos Ni Radiación*.

Este documental es un recuento de su experiencia con el cáncer de próstata. Starr habla de cómo empezó todo, luego de un accidente en motora que lo dejó sin poder trabajar por nueve meses. Luego de cuatro años de esa experiencia, le hicieron una biopsia, y fue diagnosticado con cáncer de próstata.

Una de las quejas de Starr es que, antes de proceder con la biopsia, nadie tomó la iniciativa de explicarle cuáles eran los beneficios y riesgos del procedimiento. Nadie le dijo cómo se llevaría a cabo, etcétera. Peter cuenta que su experiencia recibiendo la noticia fue chocante e insensible. Starr recibió una llamada del doctor, quien le dijo su diagnóstico, le recomendó unos libros y le enganchó.

Luego de empezar a aprender más sobre su diagnóstico, visitó a su doctor una vez más. Este le dijo el exorbitante precio de la cirugía que necesitaría. El cineasta no tenía ese dinero, así que se dedicó a encontrar soluciones alternas a su problema. Fue entonces cuando empezó a hablar con otros sobre sus experiencias y a trabajar con profesionales para explorar alternativas a la medicina moderna, lo cual lo llevó a comenzar su propio programa de tratamiento.

Tres años después, Peter Starr no podía encontrar rastros de su cáncer. Solo se veía una lesión benigna en sus resultados.

Cincuenta y seis doctores alrededor del mundo confirman que los tratamientos holísticos funcionan, y que sirven como alternativas a la cirugía. El método que Starr defiende se basa en análisis de sangre y toxinas y un panel de saliva para revisar hormonas. Dependiendo de los niveles de cada prueba se puede determinar cuál es el problema y su nivel de riesgo. Por último, su método incluye la *Terapia de Liberación Emocional*. Este tipo de terapia se trata de golpear suavemente ciertas áreas del cuerpo con la punta de los dedos, para así liberar emociones que tenemos estancadas en el cuerpo y energías que causan problemas de salud. Es parecida a la técnica de «*raindrops*» hawaiana, que se usa desde hace siglos como método de sanación de los nativos de esas islas.

Existen montones de alternativas menos invasivas que tratan el problema desde su origen y proveen alivio a largo plazo. Sabiendo esto, ¿por qué escogemos la medicina invasiva? Esta es la misma medicina que emplea el uso de drogas para aliviar el dolor por cuatro o seis horas. Para cualquier problema muscular, corporal, emocional, problemas con nuestros órganos y demás, existe la quiropráctica. Este es el único campo que puedo defender desde mi experiencia personal. Aún siendo la quiropráctica tan profundizante y con múltiples usos, fuera de ella existen más alternativas a la medicina invasiva. Realmente no hay excusas, lo que hay es miedo y desinformación.

Pon todo en una balanza, y determina qué pesa más: los efectos secundarios y daños que causa una droga diseñada para tratar un solo problema temporalmente, o un tratamiento natural, que estimula las funciones corporales para fomentar el bienestar. Una de estas tiene más beneficios que la otra. Queda de ti decidir hacer el cambio, expandir tu conocimiento y probar la medicina alternativa.

Notas:

ARTRITIS: CÓMO PREVENIRLA Y TRATARLA

¿Sabías que el término «artritis» encapsula más de 100 tipos diferentes de enfermedades que afectan los huesos, los músculos, las articulaciones y los tejidos asociados? Es probable que al hablar de la artritis estemos bajo la impresión de que hablamos sobre una sola condición degenerativa, pero eso no es correcto.

El tipo más común de artritis es la osteoartritis, y en nuestras oficinas es una de las razones más comunes para las visitas. Esta afecta las articulaciones que son utilizadas con más frecuencia. Un ejemplo común es una tarea específica que se hace por tiempos prolongados. Las articulaciones más susceptibles, como lo son el cuello, la espalda baja, caderas, rodillas y los huesos en las manos, también le proveen estructura al cuerpo. La artritis provoca rigidez en las articulaciones, además de enrojecimiento en el área afectada e hinchazón repentina. También desfigura las coyunturas.

El segundo tipo de artritis más común es la artritis reumatoide. Esta, al igual que la osteoartritis, afecta las articulaciones, pero me atrevo a decir que es lo único que tienen en común. La artritis reumatoide es una enfermedad auto inmune (el sistema inmunológico del cuerpo empieza a afectar las articulaciones) que progresa rápidamente. Por otro lado, la osteoartritis es causada por un desgaste mecánico que aumenta con los años. Siendo la osteoartritis la más común, nos concentraremos en esa por ahora.

Un síntoma clave de la osteoartritis es el dolor inesperado en una articulación que empleas con frecuencia. Este dolor no se relaciona con el esfuerzo físico de llevar a cabo una actividad retante para el cuerpo.

> Una cosa es levantar una caja de 50 libras sin preparación y lastimarte en el proceso, y otra es tener un dolor en la muñeca con la que escribes a puño y letra todos los días.

Aunque estas son algunas de las causas más frecuentes, existen otros factores que también contribuyen al condicionamiento debilitante de los huesos.

Irónicamente, un factor importante es la falta de actividad. Esto se puede interpretar como un recordatorio de que todos los extremos son malos. ¡Toma cuenta! Otro hábito que también puede contribuir es la mala postura. Recuerda siempre cargar su cuerpo de forma erguida, con centralización pélvica, como hemos discutido con más profundidad anteriormente. El sobrepeso puede debilitar los huesos que cargan el cuerpo, como las rodillas, tobillos, etc.

Estos no son los únicos hábitos que fomentan la osteoartritis, pero son los que se ven con más frecuencia en la persona común. Mientras que la degeneración congénita es un aspecto contribuyente, no es un mal hábito que se pueda corregir, y es un elemento más profundo en la enfermedad.

Con los años, me he dado cuenta de que lo primero que muchos piensan cuando son diagnosticados con este tipo de artritis es una cirugía. Por ejemplo, muchos de mis pacientes preguntan sobre una prótesis de rodilla.

Es importante estar consciente de que, aunque la cirugía es una opción, no debe ser la primera opción, y no debemos tomar esos riesgos sin tratar opciones de tratamiento como es el Láser Frío Clase IV, ajustes quiroprácticos gentiles, rodilleras magnéticas, la suplementación correcta, ejercicios específicos y la nutrición debida.

Para abundar más, el tratamiento quiropráctico fortalece a las funciones nerviosas, permitiendo que el paciente se pueda levantar a hacer ejercicios y otras actividades para combatir el dolor. Incluir la quiropráctica en su plan de tratamiento fomenta alivio y mejoría a largo plazo. Por medio de la terapia el paciente puede ver mejoras en su postura y en su concentración, como también experimentará un rango de flexibilidad y movimiento más amplio.

> *También, el tratamiento quiropráctico reduce los riesgos de lesión, y si la lesión no se pudiese evitar, reduce el tiempo de recuperación. Además, disminuye los dolores de cabeza, las migrañas y lo más importante: el dolor en las articulaciones principales.*

Muchas veces te dicen que tienes que perder peso, pero no puedes ni dar una vuelta a la esquina sin que se te active un dolor en la espalda o rodillas. Por mejor intención que tenga la persona, se le hace imposible ejercitarse. Por eso es importante comenzar tratando el cuerpo para poder lograr esas otras metas.

Cuando tu cuerpo esté funcionando bien es que podemos comenzar estos ejercicios, y aquí les detallo algunos estudios que comprueban esto:

Un estudio llamado *«Arthritis & Rheumatism of Overweight and Obese Adults with Knee Osteoarthritis»* del

2005, señala que perder una libra de peso resulta en la remoción de cuatro libras de presión sobre las rodillas. En otras palabras, perder diez libras de peso alivia cuarenta libras de presión sobre tus rodillas.

Otro estudio del 2010 de la Universidad de París, publicado en el *Annals of Rheumatic Disease*, indica que la pérdida de peso puede reducir el dolor, mejorar las funciones y disminuir los niveles de inflamación en el cuerpo. La grasa es un tejido activo que crea y libera químicos que causan inflamación. Los autores de otro estudio titulado *«Effects of Exercise and Physical Activity on Knee Osteoarthritis»* notaron que el ejercicio, además de ayudar a perder peso, puede ayudar a manejar y reducir el dolor y los síntomas de la artritis.

A continuación te detallaré siete ejercicios que puedes hacer en cualquier momento para aliviar el dolor de la artritis en las manos.

1. Abrir y cerrar la mano en forma de puño.

2. Doblar los dedos por cinco segundos.

3. Dobla el pulgar, aunque no puedas, por 5 segundos. El movimiento es lo que cuenta.

4. Hacer la forma de una «O» con tu mano. Esto ayuda con la rigidez.

5. Pon la mano con el pulgar arriba encima de una mesa y, con el meñique tocando la mesa, abre y cierra los dedos.

6. Pon la mano sobre la mesa y levanta cada dedo individualmente por uno o dos segundos.

7. Extiende el brazo izquierdo con la palma abierta (como diciendo «detente»). Pon tu mano derecha al frente de los dedos de la izquierda y hala gentilmente hacia atrás. Sentirás un «estironcito» que es bueno para las muñecas.

Trata de hacer estos ejercicios diez veces por mano, y tómate tu tiempo. Debería molestar un poco al principio, pero no doler.

Un dato curioso de esta condición es que hasta a las mascotas les da. Al final del día, esta condición es causada por algo que es inevitable en los seres vivos: la rutina corporal. Lo menciono porque, además de todo lo que hemos discutido para educarnos y aprender a manejar nuestro cuerpo, la conexión emocional a un ser vivo que tiene el mismo problema ayuda a muchos pacientes a motivarse para dar la pelea por su salud. Los perros que tienen el padecimiento dejan de pararse tan pronto despiertan para comer, pierden interés en jugar y tienen miedo a brincar.

Simpatizamos con que esta enfermedad cambia la velocidad en que vivimos. Igual que nuestras mascotas nos ayudan a no sentirnos solos, nosotros las ayudamos a continuar su camino, y existen tratamientos quiroprácticos veterinarios que ayudan con esta condición.

Recomendaciones para aliviar la osteoartritis:

1. Usar una ortesis hecha a la medida puede ayudar a alinear tu cuerpo y evitar el progreso de la condición.

2. Ejercicios como los aquaeróbicos o de bajo impacto (ej., bicicleta), caminar y yoga.

3. Una evaluación quiropráctica para determinar si tu cuerpo está en balance, y evitar afectar un área más que otra.

4. Nutrición correcta (ver el capítulo sobre nutrición).

5. Terapia de frío y calor.

6. Suplementación con glucosamina y condroitín.

   a) El condroitín sulfato (CS) es una sustancia química que se produce naturalmente en el cartílago y el hueso. Bloquea las enzimas que descomponen el cartílago y ayuda a mejorar la absorción de golpes en las articulaciones.

b) El clorhidrato de glucosamina (GH) es una sustancia química responsable del crecimiento, la reparación y el mantenimiento del cartílago.

c) Un estudio de 2016 descubrió que una combinación de CS y GH puede tratar la osteoartritis de rodilla de manera tan efectiva como el celecoxib, un fármaco antiinflamatorio no esteroide (AINE).

7. Terapia magnética (ver capítulo sobre Biomagnetismo).

8. Hidromasaje - En promedio, reduce el nivel de dolor en un 50%, y la presión sanguínea entre un siete y ocho por ciento. Los beneficios físicos y psicológicos del hidromasaje incluyen un marcado aumento en la relajación, circulación de la sangre, curación acelerada, alivio de dolores y de estrés y un aumento en la movilidad. En pacientes geriátricos, la medida de dolor general disminuye en un 40%. Los sujetos muestran una disminución en la cantidad o la potencia de los medicamentos que utilizan para el dolor. Los tratamientos de

hidromasaje son capaces de reducir el dolor de espalda baja en la población de edad avanzada.

9. Vitamina D - Esencial para muchas cosas en el cuerpo. Algo que he visto a pesar de que vivimos en una isla donde tenemos mucho sol constantemente, es que muchos pacientes tienen deficiencias de esta vitamina. Esta vitamina es beneficiosa para pacientes de osteoartritis, ya que ayuda a fortalecer los huesos y bajar inflamaciones.

10. Suplementación con Omega-3: Estudios comprueban que la suplementación con Omega 3 ayuda a reducir la inflamación en el cuerpo y juega un rol importante en la regulación de sistema inmune.

11. Tomar antiinflamatorios con cúrcuma - Reduce la inflamación, disminuyendo los niveles de histamina y estimulando las glándulas adrenales para aumentar la producción de una hormona que reduce la inflamación. Es utilizada a menudo para calmar la inflamación en las articulaciones asociadas a la artritis.

Notas:

DIABETES: LAS MENTIRAS SOBRE ESTA CONDICIÓN

Comúnmente nos referimos a la diabetes tipo 2 como simplemente «diabetes», ya que es la más vista. Aunque en parte es correcto, esto implica que existe solo un tipo, cuando en realidad existen dos.

La diabetes tipo 2 es conocida por sus altos niveles de glucosa o azúcar en la sangre. Por otro lado, la diabetes tipo 1, también conocida como «diabetes juvenil», es el tipo más raro. Afecta a una persona de cada 250, afecta a los menores de 20 años y no tiene cura al momento.

En Puerto Rico, la diabetes es la tercera razón de muerte, según un estudio que compiló data desde el 1989 hasta el 2008. Es la quinta condición mortal a nivel mundial. Según el Diabetes Resource Institute, la diabetes cobra más vidas que el cáncer de seno y el SIDA combinados.

La diabetes es una enfermedad que puede afectar a cualquiera. Esencialmente, es una condición crónica que afecta la habilidad corporal de procesar la energía que se encuentra en la comida. Cuando comemos, el cuerpo se supone que transforme la comida a una azúcar especial llamada glucosa, la cual las células absorben para crear energía. Para poder hacer eso, necesita una hormona que sale del páncreas, llamada insulina.

Usualmente, el páncreas produce la cantidad de insulina que el cuerpo necesita para llevar a cabo su función. Sin embargo, si tienes diabetes, la producción de insulina es inadecuada, las células no responden como deberían, o ambas situaciones están presentes. Entonces, como las células no pueden absorber la glucosa apropiadamente, esta se acumula en la sangre, causando varios problemas en tu cuerpo.

En la diabetes tipo 2 hay dos grupos de factores que pueden aumentar o minimizar el riesgo del padecimiento. Estos se dividen en reversibles y no reversibles. Los factores irreversibles son mayormente genéticos, y tienen mucho que ver con el historial médico familiar, grupo étnico y edad. Los factores reversibles son hábitos que podemos romper y reconstruir en nuestro diario vivir. Algunos de estos son falta de actividad física, un alto índice de grasa corporal, alta presión sanguínea y el colesterol alto.

Los síntomas de la diabetes tipo 2 son: tener mucha sed, ganas de orinar frecuentemente, mucha hambre, pérdida de peso inesperada, fatiga, visión borrosa, cicatrización y recuperación lenta e infecciones frecuentes. Es importante estar alerta a las señales que el cuerpo te da.

El tratamiento para ambos tipos de diabetes se centra en mantener un estilo de vida saludable. Esto incluye mantener una rutina de ejercicios adecuada y una dieta que complemente las necesidades del paciente. Para la diabetes tipo 2, el tratamiento regular de la medicina tradicional mayormente consiste en cambios en el estilo de vida, medicamentos e insulina.

Pero, ¿y si te digo que tu tratamiento quiropráctico te puede ayudar a controlar tu azúcar en sangre sin necesidad de medicamentos?

Los nervios en la parte superior del cuello y la espalda media son los responsables de enviar las señales necesarias al cerebro y los órganos vitales. Cuando las respuestas no son las adecuadas, el páncreas, azúcar en sangre y la digestión se afectan. Ahí es que vienen la diabetes y la hipoglucemia. Al corregir las desviaciones de las vértebras, o subluxaciones, el tratamiento quiropráctico ayuda a corregir a su vez los mensajes del sistema nervioso. Por lo tanto, la buena salud de tu columna vertebral puede prevenir la ocurrencia de diabetes.

Además, si ya tienes diabetes, tu médico quiropráctico te puede ayudar también. Un estudio del *Journal of Vertebral Subluxation Research* detalla cómo el tratamiento quiropráctico para adultos con diabetes, en conjunto con una buena alimentación y rutina de ejercicios, normaliza y estabiliza los niveles de azúcar en la orina y la glucosa a solo un mes de comenzar el tratamiento.

> *Cuando se trata de una enfermedad que se puede prevenir y revertir, es importante que no dejes que se apodere de tu vida. Hemos discutido que tener en mente nuestro bienestar durante el ajetreo diario puede ser retante, pero no imposible. Si tienes dudas sobre tu compromiso, ¡leer este libro es un buen comienzo!*

Recomendaciones para mejorar la diabetes:

1. Hacer ejercicios y reducir el peso - Los investigadores del Programa de Prevención de Diabetes del Centro de Prevención y Control de Enfermedades de los Estados Unidos comprobaron que una pérdida de peso moderada de entre un 7% a un 10% puede mejorar el riesgo de desarrollar diabetes Tipo 2 en más de un 58% de los casos estudiados. La pérdida de peso también

reduce el riesgo de otras enfermedades como el cáncer, y previene condiciones como la artritis. Caminar 30 minutos cinco días a la semana es un ejemplo de cómo puedes integrar los ejercicios en tu vida y lograr mejorar tu condición física.

2. Eliminar el sedentarismo – ver el capítulo sobre ejercicios.

3. Eliminar el azúcar, en especial la fructosa – ver el capítulo de las comidas peligrosas y cancerígenas.

4. Tomar agua solamente.

5. Evitar deficiencias en minerales – En un estudio publicado por la Asociación Americana de Diabetes en su revista *Diabetes Spectrum*, se demuestra el efecto adverso de las deficiencias de minerales y vitaminas tales como cromio, niacina (vitamina B3), magnesio (afecta el control glicémico, la sensibilidad a la insulina, hipertensión, problemas cardiovasculares y otros), vitamina E, vitamina D y el resto del complejo de vitamina B. En lo posible, es recomendable buscar suplir estas deficiencias con fuentes naturales en nuestra dieta.

6. La nutrición es el factor más importante en la prevención y el manejo de la diabetes. La postura oficial de la

Asociación Americana de Diabetes dice específicamente que la terapia nutricional es un componente integral e importante en todos los niveles de prevención y tratamiento. En este libro hay un capítulo dedicado a las comidas peligrosas y la nutrición. Dale una ojeada. No te vas a arrepentir.

7. Duerme lo suficiente - La falta de sueño puede interferir con la producción de melatonina, que a su vez se asocia con un mayor riesgo de resistencia a la insulina y aumento de peso, lo cual aumenta el riesgo de desarrollar diabetes tipo 2. La melatonina es una hormona presente en el cuerpo que afecta el sueño. La producción y liberación de melatonina en el cerebro se relaciona con la hora del día: aumenta cuando está oscuro y disminuye cuando hay luz. La producción de melatonina disminuye con la edad. (Fuente: Mayo Clinic.)

8. Vitamina D - Curiosamente, optimizar los niveles de vitamina D no solo trata la diabetes tipo 2, sino que puede evitar que tu hijo padezca diabetes tipo 1 si estás embarazada. Por la misma razón, también es muy importante que los bebés reciban cantidades adecuadas de vitamina D en sus primeros años de vida.

¡Consejos para mejorar tu consumo de comidas!

1. Si no lo quieres consumir, NO lo compres

2. Ve al supermercado con el estómago lleno

3. Consulta tus necesidades alimenticias con un experto

4. Aprende a leer etiquetas nutricionales

5. Evalúa qué te motiva a comer (ansiedad, tristeza, etcétera)

6. Traza metas reales

7. Motívate

Notas:

DEMENCIA: UNA DE LAS PRINCIPALES CAUSAS DE MUERTE

¿Se acuerdan cuando decíamos que nuestros ancianos estaban «seniles»? Después, todo el mundo pensaba que tenían Alzheimer. Ahora sabemos que es mucho más que eso.

Nuestros cuerpos se están deteriorando desde que nacemos, algo así como los carros que comienzan a devaluar desde que los sacan del "dealer". Es nuestra responsabilidad darles el mantenimiento adecuado para que, en vez de convertirse en chatarra, se conviertan en "clásicos".

Ahora bien, en nuestra biología hay unas condiciones que evidencian el deterioro, no la edad, y una de ellas es la demencia, que usualmente ocurre en la ancianidad pero que puede manifestarse mucho antes.

> La demencia es un conjunto de síntomas y factores que deterioran gravemente la memoria y afectan las habilidades cerebrales que ayudan a llevar a cabo actividades en el día a día.

Con esto me refiero a tareas que comprometen la memoria a corto y largo plazo. Puede ir desde algo tan sencillo como perder la cartera a olvidar cómo preparar tu comida.

Los síntomas de demencia incluyen problemas con la memoria, la comunicación y el lenguaje; la capacidad de prestar atención a una o varias actividades a la vez; y el deterioro de juicio, razonamiento y la percepción visual. Para ser considerada como demencia, al menos dos de estos síntomas deben estar presentes. Es una enfermedad progresiva, por lo cual hay que estar pendiente de estos síntomas e inmediatamente prestarles atención si se van transformando en algo más que un inconveniente tonto.

El Alzheimer es responsable del 60% al 80% de los casos, siendo el tipo de demencia más común. Aunque este es el causante de demencia más visto, existen otros elementos que pueden llevar a desarrollar la enfermedad, como la deficiencia vitamínica o problemas de tiroides.

¿Qué causa este deterioro mental? Los daños a las células cerebrales. Si las células están dañadas, no se pueden comunicar entre sí. Si no se pueden comunicar, el comportamiento, la memoria y las emociones se ven afectadas. Los diferentes tipos de demencia se determinan investigando qué células están sufriendo en qué parte del cerebro. Cuando una región se deteriora por este daño celular, la región deja de llevar a cabo sus funciones.

No existe una prueba específica que determine la demencia. Los doctores hacen su diagnóstico basados en el historial médico, físico y estudios del comportamiento. A veces no se puede especificar qué tipo de demencia es. Esto pasa porque muchos síntomas se sobreponen. Cuando esto sucede, es mejor tener seguimiento con un especialista.

Un diagnóstico temprano le da la oportunidad al paciente de aprovecharse de los servicios y estudios disponibles al momento. Además, un diagnóstico puede determinar si hay algún síntoma que se pueda tratar, así como la depresión u otros padecimientos emocionales. La importancia de darle al paciente tiempo para planificar su futuro es inmensurable, ya que es una enfermedad que convierte al cuerpo en un reloj de arena.

En el caso del Alzheimer, los altos niveles de ciertas proteínas dentro y fuera de las células (neuronas) deterioran la salud de las mismas, creando dificultad para comunicarse entre sí. El Alzheimer se concentra en el hipocampo, el banco cerebral de aprendizaje y memoria.

La medicina tradicional nos dice que hay factores del Alzheimer y la demencia que no podemos prevenir, y recomienda muchos fármacos aprobados por la FDA para desacelerar el deterioro cerebral y regular la integridad celular. Sin embargo, una dieta y rutina de ejercicios con enfoque cardiovascular puede ayudar a reducir los riesgos de algunos tipos de demencia.

Aunque no lo creas, la quiropráctica también puede ser utilizada como complemento al tratamiento establecido para la demencia, y además, como medida preventiva. Los ajustes quiroprácticos en las cervicales superiores fomentan el flujo sanguíneo en el cerebro, dándole el oxígeno y la glucosa necesaria.

En un estudio publicado por el *Journal of Manipulative and Physiological Therapeutics*, una paciente de 77 años con un diagnóstico de Alzheimer comenzó un tratamiento quiropráctico buscando alivio para su dolor de espalda y extremidades. Nadie se había percatado de que la paciente había olvidado varios olores y ya no los percibía. Luego de los ajustes quiroprácticos, la paciente pudo reconocer y catalogar los olores que había perdido.

> *Este es solo uno de los muchos ejemplos donde la quiropráctica no solo ofrece una manera de prevenir los síntomas de la demencia, sino que provee las herramientas para contrarrestar los síntomas que ya se presentan.*

Por otro lado, tu quiropráctico también puede ofrecer tratamientos como el de láser de baja intensidad. Investigadores de la Universidad de Sydney, entre otras, demostraron que la terapia de láser de bajo nivel de luz redujo los niveles de biomarcadores de la enfermedad de Alzheimer en el cerebro, según un artículo publicado en el *Frontiers of Neuroscience*. En pacientes con síntomas de demencia, un estudio canadiense publicado en el *Photomedicine and laser surgery Journal* comprobó que una terapia de fotomodulación (láser) por doce semanas ofreció una mejoría significativa con mayor funcionalidad, mejor sueño, menos momentos de ira, menos ansiedad y una reducción en la tendencia a perderse.

Erróneamente, como sociedad hablamos de la demencia como si fuera sinónimo de senilidad, como si la «demencia senil» fuera algo normal del proceso de envejecimiento, cuando eso no es real.

La demencia no es una expectativa que debemos tener en cuanto a la vejez. El deterioro mental no es consecuencia directa de ponernos viejos.

Hay otras condiciones que usualmente relacionamos con la edad que también se benefician de un buen seguimiento quiropráctico. La Atrofia Cortical Posterior (PCA), es una condición que muchas veces quien primero la descubre es el quiropráctico, ya que combina la falta de balance y dolores crónicos con falta de orientación corporal y disfunción motora. El tratamiento quiropráctico ayuda a estos pacientes hasta un 60% de mejoramiento en su percepción de bienestar. Por otro lado, los pacientes del Mal de Parkinson tratados con terapias quiroprácticas de estimulación vibracional, manipulaciones espinales y ejercicios de coordinación visual vieron una reducción en sus síntomas y temblores y una mejora significativa en su movilidad con tan solo una semana de tratamiento.

Debemos recordar que al final del día, quien sufre de estas enfermedades debilitantes es una persona de la que no se debe hablar como si no estuviesen en el cuarto. Siguen siendo personas, y en muchos casos, nuestros seres queridos. Si tienes a alguien cercano a ti que padece alguna de estas condiciones, ¡llévalo al quiropráctico!

Cómo prevenir la demencia

Alimentación

Si viene en una caja o una lata, y tiene más de cinco ingredientes, no te lo comas. ¿Por qué antes no se veían estas situaciones de salud tanto como ahora? Porque la gente preparaba sus comidas con ingredientes de verdad. Evita comer cosas preparadas en cocinas industriales. Si queremos mejorar nuestra salud, tenemos que eliminar los preservativos, aditivos y químicos en nuestra comida.

Por otro lado, el azúcar y la fructosa refinada no nos hacen bien, y deben mantenerse bajo los 25 gramos al día (o 15 gramos diarios si padeces de resistencia a la insulina).

¿Qué debes consumir más? Folato. Pero no estamos hablando de los suplementos de ácido fólico, que son una versión sintética inferior. Consume folato de sus fuentes naturales, que son los vegetales crudos y frescos. También debes aumentar el consumo de las grasas «buenas», como el Omega 3, las grasas en carnes orgánicas de animales de pastoreo, aceite de coco, de oliva y aguacate, huevos orgánicos y mantequilla que proviene de vacas alimentadas con pastura. Finalmente, mejora tu flora intestinal con alimentos fermentados o con probióticos que sean de buena calidad y alta potencia.

Medicamentos

Aunque no hay medicamentos seguros, los anticolinérgicos y los que tienen estatinas deben evitarse particularmente. Se ha demostrado que los medicamentos que bloquean la acetil-colina, un neurotransmisor del sistema nervioso, aumentan el riesgo de demencia. ¿Cuáles son esos medicamentos? Algunos analgésicos que incluyen un elemento para ayudar a dormir, los antihistamínicos, las pastillas para dormir, algunos antidepresivos, pastillas para la incontinencia y algunos analgésicos narcóticos.

Metales tóxicos

El mercurio y el aluminio son agentes neurotóxicos e inmunotóxicos comprobados, pero los encontramos en muchas situaciones y cosas que los añaden a nuestros cuerpos de manera constante.

Lamentablemente las amalgamas dentales (el metal que a veces nos ponen para arreglar las caries) tienen un 50% de mercurio, y son una de las fuentes principales de toxicidad por metales pesados. Sin embargo, antes de ir al dentista para cambiarlas (porque hay alternativas) tienes que estar sano.

El aluminio es más fácil de controlar. Lo encuentras en antiperspirantes, vacunas, y en los utensilios de cocina que

tienen una capa para que los alimentos no se peguen (orejita
—si usas utensilios de acero inoxidable y los calientas a la
temperatura correcta, ¡las comidas no se pegan!).

¿Sabes en dónde recibes tanto mercurio como aluminio?
¡Las vacunas contra la influenza! Y te las quieren poner todos
los años. Haz tu asignación, busca información y protégete a
ti y a los tuyos.

Notas:

EPIGENÉTICA: CAMBIA TU ADN

La medicina alternativa es tan poderosa que nos ha ayudado a descubrir formas de modificar el ADN de una persona sin requerir procedimientos invasivos.

> Entender los hilos que componen nuestros genes nos ayuda a sanar y tratar problemas en nosotros y nuestro ambiente.

La maleabilidad genética del ser humano es un arma de doble filo. Es increíble que nuestros genes sean tan delicados y nuestra mente tan poderosa. Nuestras culturas, creencias y ambiente interfieren con el condicionamiento genético de todos.

Nuestra biología busca ser conveniente para nuestro ambiente por naturaleza, de acuerdo con nuestro condicionamiento mental y cultural. Este proceso en el que los genes se adaptan crea las condiciones favorables para que ciertas características se presenten (o desaparezcan) en un ser vivo. El flujo de vida, pensamientos y acciones, sanación y crecimiento, todo eso se pasa por generaciones de familiar en familiar, creando así un mapa genético único.

Muchos epigenetistas confirman que las enfermedades, así como el cáncer, no nacen de defectos genéticos. Se ha probado que surgen por factores no genéticos que de una forma u otra alteran la expresión de los genes sin hacer modificaciones directas a la estructura del ADN. En familias donde existen precedentes de enfermedades congénitas, las siguientes generaciones van desarrollando modificaciones genéticas para poder combatir ciertas enfermedades eficaz- mente. Veamos la bacteria de estafilococo, que ayuda a re- construir el tejido óseo que se ha perdido a causa de cáncer. Esto implica que el cáncer es reversible.

Por otro lado, cuando se utilizan tratamientos y medica- mentos con la continuidad que requieren, el cuerpo pierde la habilidad de crear diferentes anticuerpos y de hacer que los órganos sean más resistentes.

Nuestros órganos se preparan para lo que viene por el instinto, basados en el mapa genético familiar y las condi- ciones en las que han vivido. Es un mecanismo de defensa para prepararnos y ayudarnos a sobrevivir. El cuerpo se prepara por medio de atributos genéticos para enfrentar las condiciones ambientales y culturales que se han establecido con el tiempo.

Con más exactitud, cada dos generaciones implantamos nuevas expresiones genéticas por medio de nuestros pensamientos, creencias, labor y ambiente. Esto lo vemos en los estudios que confirman que el trauma se hereda. Nuestras emociones y pensamientos tienen mucha influencia en cómo nos desarrollamos.

¿Qué nos dice que no podemos tomar las riendas y sanar nuestra genética por nuestra cuenta? Este descubrimiento implica que podemos, con el tiempo, hacer cambios como sociedad para continuar adaptando al ser humano a vivir en condiciones inesperadas. Implica además que las enfermedades congénitas se pueden evitar bajo las condiciones adecuadas.

Este es un precedente ideal para confirmar que la medicina holística tiene mejores resultados a largo plazo.

Estar informado y hacer cambios positivos constantemente es un camino lleno de recompensas. No solo tenemos las herramientas para sanarnos, sino que tenemos la habilidad de moldear las reacciones genéticas para así mejorar y manipular el cuadro genético familiar y fomentar la resiliencia.

Notas:

NUTRICIÓN Y SUPLEMENTACIÓN CORRECTA

Comencemos analizando quiénes somos. Todos sabemos que somos seres humanos que necesitamos ingerir alimentos para sobrevivir. La nutrición que recibimos de estos alimentos provee la energía que nuestro cuerpo necesita para funcionar en óptimas condiciones, algo así como la gasolina, el aceite y los demás fluidos que le echamos al carro para que prenda y se mueva.

> Entonces, si sabemos que debemos comer saludable porque nos hace bien, ¿por qué no lo hacemos?

Recuerdo un día en que, subiendo a mi oficina, pasé la sala de diálisis que está en el mismo edificio. Ese día tenían una actividad de apreciación del paciente. Cuando vi la comida que le estaban sirviendo a esos pacientes, que tienen problemas serios con su riñones, me sentí como si fuera testigo de un crimen. Con toda la información disponible sobre

121

nutrición y salud, es totalmente inaceptable cómo aún los profesionales de la salud la ignoran, y siguen promoviendo la «dieta criolla» de grasas saturadas, carbohidratos vacíos y azúcar por todos lados.

> La pregunta clave es, ¿qué nos impide tomar las decisiones correctas a la hora de escoger lo que vamos a comer o beber? Hay muchas razones, y algunas son complejas. La realidad es que no todo el mundo tiene acceso a la información correcta. Esa es, precisamente, una de las razones primordiales para escribir este libro. Por otro lado, muchas personas se dejan llevar por la costumbre. "Es que mi mamá y mi papá comían así toda la vida y están bien." "Nosotros nos criamos así." "Llevo años comiendo eso y no me hace nada." Por último, siempre existe la preocupación del dinero, porque como todos sabemos, una hamburguesa en un restaurante de comida rápida cuesta mucho menos que una buena ensalada, y los vegetales y frutas orgánicos son más caros que los genéricos.

Yo entiendo todos estos puntos, incluyendo el de la costumbre, porque es difícil separarse de la manera en que nos crían, o hacer cambios después de hacer las cosas de la misma manera por toda una vida. Lo importante es entender que no hay nada que nos impida cambiar.

La información necesaria existe, pero por si acaso, en este libro te ofrezco una guía básica para que puedas tomar mejores decisiones sobre tu nutrición.

Dejar la costumbre de hacer las cosas igual que antes es cuestión de voluntad. Si entiendes por qué los alimentos que ingieres te hacen daño, aceptas por fin que no tiene nada que ver con tu historia, grupo social, raza o religión, y aceptas también que no importa si es mucho o poco lo que consumes, porque si es dañino es dañino y punto, es más fácil hacer los cambios. Una vez que comiences a alimentarte saludable-mente y veas los cambios en tu salud y la manera que te sientes en general, no vas a querer regresar a sentirte mal por lo que comes.

Finalmente, el punto más delicado creo que es el econó-mico. Sí, la realidad es que en estos momentos históricos que vivimos comer bien es más caro. Sin embargo, hay maneras de contrarrestar el golpe y también de abaratar costos. Por un lado, si calculamos lo que nos cuesta estar enfermos y sentirnos mal, y ponemos esos costos en una balanza contra lo que nos cuesta alimentarnos bien, siempre es más caro estar enfermo, y además se siente terrible. Por otro lado, hay muchas comidas que podemos adquirir de otras formas:

sembrando en nuestras casas (aunque sea en tiestos en un balcón), buscando agricultores orgánicos locales y comprándoles directo a ellos, inclusive hay cooperativas agrícolas que distribuyen sus productos y llegan hasta tu pueblo.

En otro tema, pero relacionado directamente con la idea de consumir solo lo que nos hace bien, los medicamentos de la medicina regular no se pueden clasificar como naturales o totalmente beneficiosos. Como ya exploramos en un capítulo anterior, los efectos secundarios de los medicamentos recetados son la tercera causa de muerte en los Estados Unidos. Además, en muchos casos, los medicamentos recurrentes para condiciones como el dolor pierden efectividad con el tiempo, resultando en aumentos de dosis que conllevan aumentos en los efectos secundarios.

Existen muchos suplementos naturales que no solo eliminan los efectos secundarios, sino que le devuelven la habilidad de autosanarse a nuestros cuerpos. En muchos casos, los efectos positivos de combinar una suplementación adecuada con una buena estrategia de tratamiento quiropráctico hacen posible reducir y hasta eliminar los medicamentos recetados, promoviendo la restauración de la salud integral.

La nutrición y el bienestar también tienen otra vertiente importante. Además de visitar a tu quiropráctico, mantenerte activo y consumir una dieta saludable, tomar suplementos es otra forma de apoyar la estructura interna y externa del tejido conectivo. Todo en el cuerpo se beneficia de los suplementos adecuados, pero la salud de la espina dorsal, las articulaciones, músculos, cartílagos y huesos siente el impacto de recibir los elementos que tal vez no se consiguen en la dieta diaria. Ingerir los suplementos adecuados diariamente es una forma rápida, conveniente y comprobada de fomentar el bienestar en tu cuerpo.

Muchos de estos suplementos se componen de elementos que existen en la naturaleza, que siempre es una de las mejores herramientas para cuidar del cuerpo. Es por eso que hay una variedad de minerales, vitaminas, aminoácidos y hasta componentes animales que recomiendo que se consuman a través de suplementos.

Para poder cuidar del cuerpo, es importante conocer lo más posible sobre él, adentro y afuera. Uno de los componentes esenciales del cartílago y líquido sinovial en las articulaciones son los glicosaminoglicanos o también conocidos como GAGs. Estos polímeros funcionales y estructurales son esenciales en la formación de la matriz extracelular. Los GAGs ayudan al cuerpo humano en la regulación de crecimiento celular, proliferación y promoción de adhesión celular y es hasta un anticoagulante (Casale & Crane, 2023).

Una fuente excelente de GAGs que recomiendo personalmente es el cartílago traqueal bovino. Este se concentra altamente en el tejido conectivo de la espina dorsal y los discos intervertebrales. Este componente se encuentra en algunos suplementos por la conveniencia, porque claro, ¿a qué supermercado se va por un cartílago traqueal bovino?

Otros minerales como el manganeso, magnesio, calcio, zinc y silicio también son muy beneficiosos. Son elementos que sostienen la composición, elasticidad y promueven la recuperación de los huesos, cartílagos y articulaciones en tu cuerpo. Recomiendo suplementos con estos componentes por sus múltiples beneficios. La vitamina C también complementa la creación de glicosaminoglicanos y promueve la producción de colágeno.

Los suplementos también ayudan al cuerpo a procesar y absorber mejor todas las vitaminas y minerales. Por ejemplo, la pepsina ayuda al cuerpo a procesar el silicio y la vitamina D ayuda al cuerpo a absorber y utilizar el calcio y el fósforo adecuadamente.

Aminoacidos como la taurina, que se concentran altamente en los músculos y el sistema nervioso, son igualmente necesarios para que el cuerpo utilice el resto de los minerales adecuadamente. Además, la taurina ayuda a que la estructura del glicosaminoglicano se mezcle exitosamente con la proteína del tejido conectivo.

Existen suplementos compuestos de vitaminas y minerales que apoyan también las funciones cerebrales y del sistema nervioso como la vitamina B6, tiamina (vitamina B1), la niacina (vitamina B3) y la colina. En particular la colina también apoya el metabolismo del colesterol. Eso es lo bueno de muchos de estos componentes. Cuando un suplemento los incluye, muchos de ellos tienen doble y triple función.

Vitaminas como la ribloflavina (vitamina B2) y el ácido fólico ayudan con la producción de energía en los glóbulos rojos, carbohidratos, proteínas y grasas. El ácido fólico también repara en ADN y el ARN.

Un componente que muchos no añaden a su lista de suplementos es la valeriana para dormir y relajarse. Esto pasa porque es más común priorizar la productividad, y la cultura general de hoy en día impulsa a que hasta llegamos a despreciar el descanso. La valeriana ayuda al cuerpo a entrar en un proceso de relajación natural. Por eso es preferible también tener un suplemento que contenga inositol, ya que este contribuye al efecto calmante. Cuando el cuerpo sufre deficiencias de inositol, uno de los cambios más notables es que el estado anímico cambia y se vuelve uno más irritable.

Otra vitamina que siempre recomiendo es la vitamina B5 o el ácido pantoténico. Esta vitamina la utiliza todo el cuerpo, y puede ser beneficiosa para el manejo de estrés. La vitamina B5 también contribuye a la producción de hormonas esteroideas, colesterol, lípidos esenciales, acetilcolina y melatonina.

A través de los suplementos, el cuerpo también se beneficia de una variedad de antioxidantes. La Boswellia, la resina aromática que proviene del árbol Boswellia Serrata, es anti inflamatoria e inmunomoduladora. Cuando la Boswellia se une con la curcumina, el compuesto que le da color a la cúrcuma y el tumérico, apoya las funciones hepáticas, detoxificantes y anti inflamatorias del cuerpo.

Otros antioxidantes que comúnmente se encuentran en suplementos y son de gran beneficio para el cuerpo son la luteolina, la rutina o rutósido, y la quercetina.

La pimienta de cayena, que se puede conseguir como condimento o integrado a otro suplemento, reduce el dolor neuropático. Esta pimienta también actúa como analgésico, porque impide la transmisión de las señales que alertan dolor.

La N-dimetilglicina es un aminoácido que el cuerpo necesita pero no produce por su cuenta. Se debe consumir a través de una dieta que incluya granos y carnes, pero también se encuentra en varios suplementos que recomiendo. Ayuda a los mediadores inflamatorios y alivia el dolor en las articulaciones (DIMETHYLGLYCINE (DMG): Overview, Uses, Side Effects, Precautions, Interactions, Dosing and Reviews, n.d.).

Todos estos suplementos los puedes encontrar en mi tienda (ver última página del libro para el enlace). Sin embargo, ta información es general y espero que te provea los datos necesarios para escoger tus suplementos favoritos correctamente.

En conclusión, querer es poder. El paso más importante es decidir que todo lo que consuma tu cuerpo será para bien. Si ese paso es firme, el resto de las decisiones se hacen fácilmente. Es tu momento para decidir sentirte bien y verte mejor. Aprovecha que tienes este libro en tus manos y decide ser saludable.

Notas:

COMIDAS PELIGROSAS Y CANCERÍGENAS

Este título es terrible, lo sé, pero es una realidad. Comer lo que no debemos tiene muchas repercusiones malas. La peor de todas puede ser un problema de alta presión, diabetes o cáncer. Por lo tanto, aquí tengo una lista de las cosas que no debemos introducir a nuestros cuerpos si queremos estar sanos. Si sigues estos consejos, estarás evitando causas probadas de cáncer y otros males, pero además verás resultados como pérdida de peso, revertir enfermedades, balancear tus hormonas, reducir la inflamación en tus tejidos con sus efectos secundarios, aumento de energía y lo más importante, vas a estar más feliz.

> *La incidencia de cáncer en el mundo entero se ha disparado de manera desproporcionada, al punto que en el 1900 una de cada veinte personas desarrollaba cáncer, y hoy es una de cada tres.*

En Puerto Rico, el cáncer es la causa de muerte principal. Mi abuelo, el Dr. Ralph U. Sierra, tuvo un diagnóstico de cáncer. Originalmente le dijeron que tenía que someterse a quimioterapia si quería durar por lo menos tres años. Sin embargo, gozó de diez años adicionales de una vida llena de energía, gracias a que nunca dejó de investigar y usar los remedios que sí dan resultados:

- Aumentar la energía

- Quemar grasas

- Mejorar el humor

- Revertir enfermedades

- Balancear las hormonas

- Reducir la inflamación en los tejidos

Todos tenemos células cancerosas en nuestros cuerpos. Depende de nuestro sistema inmunológico si esas células comienzan a multiplicarse irregularmente, causando tumores y metástasis. Esas células son tóxicas, y lo que podemos controlar es cuán preparado está nuestro sistema para combatirlas, y saber el nivel de toxicidad de las mismas.

En los otros capítulos hablo un poco más a fondo sobre el cáncer y otras condiciones graves, y hay un capítulo sobre la nutrición, pero en este me voy a concentrar en las comidas que pueden causar daños tan graves como un cáncer.

> Sabemos que una alimentación equilibrada ayuda al desarrollo óptimo del organismo en cada etapa de la vida.

Sin embargo, un gran problema que todos enfrentamos es la combinación de las emociones con la comida. Los seres humanos basamos nuestras preferencias o elecciones alimentarias en emociones del pasado. Estas nos llevan a preferir comidas altamente adictivas y dañinas. ¿O no te dan ganas de comerte una de estas cosas cuando estás triste, enojado, asustado o estrésico?

- Pizza

- Chocolate

- Papas fritas

- Galletas dulces

- Mantecado (remedio #1 para un corazón roto, según las novelas)

- Quesos y leche

- Café y té

- Alcohol

Lo que no miramos es que estas comidas están hechas con ingredientes altamente inflamatorios, que llevan a nuestro organismo a un estado que no es saludable y que eventualmente puede crear condiciones de salud tan serias como diabetes, obesidad, enfermedades cardiovasculares y cáncer. Veamos algunos de esos ingredientes.

#1. Azúcar

El azúcar es un carbohidrato soluble que se encuentra en el estado natural de muchas comidas como las frutas y algunos vegetales. Hay varios tipos de azúcares simples como la glucosa (dextrosa), fructosa y galactosa. La sucrosa, que es la que encontramos en el azúcar refinada (de caña o de remolachas), junto con la lactosa (leche) y la maltosa (granos), son combinaciones de azúcares simples.

No importa qué tipo de azúcar consumas, todas causan cambios en el cuerpo humano, y si hay un exceso, se guardan como tejido adiposo o grasa. Todas las azúcares añaden calorías vacías a nuestra dieta y afectan los niveles de la sangre. Todas pueden causar obesidad, caries, problemas cardíacos, problemas del hígado, alta presión, diabetes, demencia senil, degeneración macular y aumentan la acidez del sistema, contribuyendo al desarrollo de células cancerosas. Las azúcares alimentan hongos dañinos en nuestro sistema, tal como la cándida. El aumento de triglicéridos causado por las azúcares pueden causar a su vez daños al sistema inmunológico.

Entre todos los tipos de azúcar, la fructosa es la menos dañina, ya que en vez de ser transportada a las células por medio de la insulina, como la glucosa, y convertirse en grasa, la fructosa va al hígado, donde el exceso se convierte en triglicéridos.

Sin embargo, aún la fructosa debe mantenerse en niveles relativamente bajos, y su consumo debe provenir de alimentos naturales como frutas y vegetales. La cantidad de fructosa consumida al día no debe pasar de un 25%.

El problema mayor viene del azúcar que se añade a las comidas y que está por todos lados. Sabemos que hay azúcar añadida en postres, cereales, jugos empacados y jaleas. Pero, muchas veces no entendemos cuánta azúcar se añade a salsas como la marinara, al yogur, embutidos, aderezos de ensalada, bebidas energizantes, kétchup, sodas y casi todas las comidas empacadas. Lo peor es que éstas son las azúcares que hay que evitar, porque no tienen ningún valor nutricional. Según la Asociación Mundial de la Salud, el consumo de azúcar añadida no debe sobrepasar un 10% del consumo total diario.

¿Y qué hacemos cuando queremos endulzar algo? Debemos recurrir a opciones como la estevia y la miel cruda. La estevia (Stevia) ocurre naturalmente en una planta que pertenece a la familia de los girasoles, y sus efectos en los niveles de glucosa en la sangre son muy pocos. La miel cruda produce el sabor dulce gracias a una mezcla de compuestos, minerales y más. Sus efectos sobre los niveles de glucosa en la sangre son mínimos, y además tiene un efecto antiinflamatorio y mejora los lípidos en la sangre.

¿Qué tal los endulzantes artificiales? ¿Y el agave?

Desgraciadamente, el agave que podemos encontrar en el supermercado es tan refinado y procesado que, aunque originalmente proviene de un cactus, es tan dañino como el jarabe de maíz de alta fructosa. Los endulzantes artificiales como la sucralosa, el aspartame y la sacarina todos tienen infinidad de estudios que comprueban que son cancerígenos.

Lista completa de azúcares que debemos evitar:

- Néctar de agave

- Azúcar morena

- Azúcar de caña

- Endulzante de maíz (*Corn sweetener*)

- Sirope de maíz

- Fructosa cristalizada

- Dextrosa

- Jugo de caña evaporado

- Concentrados de jugo de fruta

- Jarabe de maíz de alta fructosa (*High-fructose corn syrup*)

- Azúcar invertida

- Jarabe de malta

- Melaza de caña

- Sucralosa

- Aspartame

- Sacarina

Lista de sustitutos saludables para el azúcar:

- Stevia

- Miel orgánica

#2. Leche

Nuestra cultura popular nos ha tratado de convencer una y otra vez de que la leche de vaca es buena para nosotros.

Básicamente, todos los departamentos de salud de los Estados Unidos exhortan al público a tomar leche para los huesos y el crecimiento sano, y ni hablar de los anuncios de «*Got Milk?*»

> La realidad en cuanto a la leche es completamente diferente de la que nos pintan.

Por mucho tiempo hemos consumido y creído el mito de que tomar leche rica en calcio ayuda a fortalecer el sistema esquelético y fomenta el crecimiento en los niños. La cruel realidad es que los humanos apenas absorben el calcio de la leche. Incluso, los humanos terminamos usando el calcio en nuestro cuerpo para tratar de digerir más efectivamente la leche y neutralizar su acidez. De paso, esto nos debilita y minimiza la fuerza en nuestros huesos. O sea, hace todo lo contrario de lo que nos venden.

Existe muchísima información y estudios sobre cómo, mientras mayor sea nuestro consumo de leche, mayor proba-bilidades tenemos de sufrir fracturas. Por dar un ejemplo, un estudio de enfermeras de la universidad de Harvard que duró doce años comprobó esta información. Además, ese estudio confirmó que mientras menos leche bebas, más calcio retienen tus huesos. La muestra para este estudio fue de 77,761 mujeres entre las edades de 34 y 69 años. (Feskanich et al, 1997.)

Si todo esto te parece extraño, piénsalo de esta forma; de seguro has escuchado sobre cómo la leche materna produce anticuerpos para preparar al bebé y protegerlo de infecciones o enfermedades. Ahora, imagina que la leche materna, que el cuerpo produce específicamente para los bebés, se pudiese encontrar en la gasolinera por $2 el litro. A lo que quiero llegar con este ejemplo es que la leche de vaca, al igual que la leche materna, está fortificada especialmente para los becerros. De hecho, la leche de vaca tiene tres veces más proteína que la leche materna, porque eso es lo que necesita el retoño correspondiente. Al tomar leche de vaca, estamos obligando a nuestro cuerpo a sacar provecho de algo que no es para los humanos en primer lugar.

Existen muchísimas alternativas para la leche. Algunas son la leche de almendras, coco y otras. Muchas se pueden hacer en la casa en un dos por tres. Dejar de tomar leche es difícil, porque como con muchos aspectos de nuestra salud, nos han enseñado a creer una mentira.

Pero, eso no significa que el cambio es imposible, o que tiene que ser aburrido. ¡Trata de hacer el cambio! Intenta probar diferentes leches, buscar recetas y hacerlas por tu cuenta a ver qué te gusta. Lo importante es comenzar. ¡Tus huesos te darán las gracias!

Lista de sustitutos saludables para la leche:

1. Leche de coco

2. Leche de almendras

#3. Soya

La soya es una legumbre originaria de Asia, y es parte de la dieta tradicional asiática desde hace miles de años. Hay evidencia de cultivos de soya en Asia que datan del año 9,000 AC (Lee et al, 2011).

La soya tiene grasas no saturadas, fibra, vitaminas y minerales y es baja en grasas saturadas. La soya pudiera sustituir las carnes rojas y otras fuentes de proteína animal. Entonces, ¿cuál es el problema?

Hace años que la soya se mercadea como el producto ideal para proveer proteína en una dieta baja en grasas saturadas, vegetariana o vegana. Hay muchos productos en el mercado que basan sus ventas en la utilización de la soya como uno de sus ingredientes, o como el ingrediente principal. El problema es que, al igual que muchas otras «modas» que surgen en el mundo culinario, esta es una que tiene gran probabilidad de resultar más dañina que lo que sustituye.

Además, la FDA está considerando retirar su apoyo al consumo de la soya, porque se está comenzando a relacionar con problemas como cáncer de mama, demencia y problemas con la tiroide.

Parte de la incertidumbre que causa la soya se debe a la manera intrínseca en la cual afecta el cuerpo humano. La soya contiene un alto porcentaje de isoflavonas, que son un tipo de estrógeno vegetal (fitoestrógeno) similar al estrógeno humano, pero con efectos mucho más débiles. Las isoflavonas de la soya pueden unirse a los receptores de estrógeno en el cuerpo humano y causar una reducción o paralización de actividad estrogénica, dice Kathy McManus, directora del Departamento de Nutrición en el Hospital de Mujeres Brigham, afiliado a la Universidad de Harvard.

El secreto está en la fuente del consumo de la soya. Los productos de soya de segunda generación envuelven extracciones químicas y otros procesos, e incluyen aislados de proteína y harina de soya. Estos productos se convierten en los principales ingredientes de comidas como las hamburguesas vegetarianas, suplementos de proteína dietéticos y fórmula de infantes, y también se usan como aditivos sin nutrición para mejorar ciertas características de comidas procesadas.

Una de las cualidades que se le atribuyen a la soya es que ayuda a prevenir enfermedades del corazón. Sin embargo, los resultados clínicos relacionados a la habilidad de la soya para reducir el riesgo de enfermedades cardiovasculares son inconsistentes. Un estudio publicado en el volumen de febrero del 2006 de la revista *Circulation* indica que la soya tiene poco o ningún efecto sobre estos riesgos. Además, un reporte de la Agencia para la Investigación de Salud del Departamento de Salud y Servicios de los E.E.U.U. de agosto del 2005, concluyó que hay poca evidencia que apoye un rol beneficioso de la soya y sus isoflavonas en los parámetros relacionados a salud ósea, cáncer, salud reproductiva, función neurocognitiva y otros (Barret J.R. 2006).

En resumen, la soya en sus versiones puras, tales como la legumbre y el edamame (la legumbre inmadura), y en productos de primera generación como el tofu, no es peligrosa, pero no necesariamente es beneficiosa. Todos los demás derivados de la soya no son recomendados en una dieta saludable.

#4. Comidas enlatadas

Quiero aclarar que en esta sección vamos a hablar de las comidas enlatadas comercialmente. En otras palabras, las latas que encuentras en el mercado. Hago esta salvedad, porque el proceso de preservar comidas en casa en jarras de cristal, conocido como «canning», no tiene los problemas y objeciones que se encuentran en los productos enlatados o envasados para la venta en masa.

Dicho esto, hay un compuesto específico que se usa en el proceso de empaque de comidas comerciales llamado Bisphenol-A (BPA), y se comprobó que este compuesto puede migrar del revestimiento interior de la lata a la comida que tiene adentro. Un estudio comprobó que, de 70 latas, el 90% tenían BPA en la comida (Lorber et al, 2015). Otro estudio comprobó que comer comidas enlatadas es la causa principal de exposición a BPAs (Noonan et al, 2011).

BPA es el químico que se usa para hacer plásticos de policarbonato y resinas epóxicas. Según el Programa Nacional de Toxicología del gobiernos de los Estados Unidos, el BPA puede ocasionar efectos adversos en el cerebro y comportamiento de adultos, y en la próstata de fetos, bebés y niños (Gao et al, 2014). Otros estudios señalan al BPA como posible causa de enfermedades cardiovasculares, obesidad, asma y diabetes (Provvisiero et al, 2016).

Todo esto nos deja saber que el BPA pasa por la placenta hasta el feto, que los bebés y niños son más susceptibles a los daños causados por este compuesto, y que puede afectar el sistema endocrino en adultos.

Debido a los estudios que comprueban lo dañino que es el BPA, ahora hay muchos productos de comida que anuncian con bombos y platillos que no contienen BPA. Sin embargo, otras investigaciones indican que los compuestos usados para sustituir el BPA también interfieren con las hormonas, y son un riesgo para la salud. El estudio concluyó que el BPS y un químico secundario, el BPF, son tan activos hormonalmente como el BPA (Rochester, 2015).

Lista de opciones saludables para las comidas enlatadas:

- Frutas frescas

- Vegetales frescos

- Alimentos envasados en vidrio

#5. Carnes procesadas

Las carnes procesadas tales como los jamones, las carnes curadas en sal y las que tienen preservativos, pasan por unos procesos que crean peligros para la salud del que las consume.

Estudios científicos indican que consumir carnes procesadas aumenta el riesgo de cáncer, infertilidad del hombre y muerte precoz. El Fondo Mundial para Investigación del Cáncer (WCRF por sus siglas en inglés) publicó un análisis donde explican que comer solo un embutido al día, o tres pedazos de tocineta, aumenta el riesgo de cáncer del estómago en un 20 por ciento (WCRF, 2007). La agencia Internacional para la Investigación del Cáncer (IARC) clasificó las carnes procesadas como un carcinógeno tipo 1, junto al tabaco y el asbesto.

La conclusión de la WCRF fue recomendar evitar las carnes procesadas por completo, porque ninguna porción es segura.

Lista de carnes procesadas peligrosas:

- Tocineta (*bacon*)

- Jamón

- Pastrami

- *Pepperoni*

- *Hot dogs*

- Algunos embutidos (si tienen preservativos o aditivos)

- Algunas hamburguesas (si tienen preservativos o aditivos)

- Lista de opciones saludables para las carnes procesadas:

- Carnes orgánicas de pastoreo (cortes magros)

- Salmón silvestre

#6. Carnes rojas con grasa

Las carnes rojas ya vienen con una advertencia, porque su consumo está asociado con altos riesgos relacionados a enfermedades crónicas, como las cardiovasculares, diabetes y cáncer (Pan et al, 2011).

Sin embargo, no todas las carnes rojas son iguales. De hecho, el problema principal asociado al consumo de carnes rojas tiene que ver primordialmente con los niveles de grasa.

Por lo tanto, la recomendación es que, si vas a consumir carnes rojas, escojas los cortes magros que tienen el menor porcentaje de grasa.

La Administración de Alimentos y Medicamentos estadounidense (FDA) define como «carne magra» aquella que tenga menos de 10 gramos de grasa total (0.35 onzas), 4.5 gramos o menos (0.16 onzas) de grasa saturada y menos de 95 mg (0.1 ml) de colesterol por cada 100 gramos (3.5 onzas). Hay diversas carnes rojas que entran dentro de esta definición de carne magra:

- Cordero: la parte magra de la paletilla

- Ternera: lomillo, filete, sobre lomo y también la carne picada procedente de estos cortes

- Cerdo: chuletas y solomillo

Las carnes que no debes consumir incluyen las costillas, la carne molida que no procede de los cortes antes mencionados y cualquier otro corte que se vea obviamente grasoso. Además, una vez cocinada, debes cortar el exceso de grasa de cualquier porción que vayas a comer.

No solo debes escoger estos cortes, sino que además debes buscar que provengan de animales criados en pastoreo con comida orgánica, sin hormonas ni antibióticos. Estas carnes contienen más Omega 3. Además, este tipo de producción es mejor para el medio ambiente, ya que reduce la emisión de gases tipo invernadero.

#7. Margarina

Hace rato que la margarina perdió su fama de ser saludable. De hecho, la margarina está compuesta de grasas trans que contribuyen a ocasionar enfermedades del corazón, problemas en los huesos, desequilibrios hormonales, enfermedades de la piel, infertilidad, problemas en el embarazo y la lactancia y hasta cáncer, entre otros (de Souza, 2015).

El problema de la margarina es que está hecha de aceites vegetales, que no son sólidos en su forma natural. Para hacerlos sólidos, se produce un cambio químico en su estructura usando un proceso conocido como hidrogenación. Esto envuelve exponer los aceites a altas temperaturas y presiones, así como a gas hidrógeno y un catalítico metálico. Este proceso de hidrogenación cambia algunas de las grasas no saturadas por grasas saturadas, aumentando la vida útil del producto. Pero, también produce las grasas trans, las cuales son las culpables de todos los problemas de salud que mencionamos anteriormente.

Además, por ser manufacturada con aceites vegetales, la margarina contiene altos niveles de Omega 6, que al contrario de su prima, la Omega 3, no es saludable. De hecho, las Omega 6 están relacionadas a riesgos de obesidad y enfermedades crónicas, tales como las enfermedades del corazón y la enfermedad inflamatoria intestinal (Patterson et al, 2012). Los aceites altos en Omega 6 incluyen los aceites de girasol, maíz, soya y semilla de algodón.

Sustituto saludable para la margarina:

- Mantequilla natural: ¡No todos los derivados de la leche son malos! La mantequilla que se produce con leche orgánica de vacas en pastoreo provee vitamina K2, que contribuye a la salud de los huesos (Walther et al, 2013). Además, es alta en ácido linoleico conjugado (CLA por sus siglas en inglés), que ayuda a bajar el nivel de grasa en el cuerpo y tiene propiedades anticancerígenas. Tiene además Omega 3 y butiratos, que ayudan a reducir la inflamación y a mejorar la digestión.

#8. Aceites vegetales

Ya hablamos sobre los problemas de las grasas trans en la sección anterior. Lo que muchos no saben es que la mayoría de los aceites vegetales son los principales culpables del consumo de grasas trans si son hidrogenados (crisco, margarinas). Por otro lado, los aceites vegetales que no son hidrogenados no son estables a altas temperaturas, y se degradan en productos oxidados que son tóxicos para el ser humano (Nowak, 2013).

La mayoría de los aceites vegetales comerciales son extraídos de plantas usando solventes químicos o molinos. Muchas veces se purifican, refinan o se alteran químicamente.

Finalmente, los aceites vegetales son altamente procesados y contienen altos niveles de Omega 6, y ya en la sección de la margarina discutimos lo malo que son esos.

La lista de aceites que debes evitar:

- Girasol

- Canola

- Maíz

- Semilla de algodón

- Soya

- Maní

- Sésamo

- Fécula de arroz

Lista de opciones saludables para usar aceites (los aceites que uses deben ser prensados en frío):

- Aceite de coco

- Aceite de oliva (no se debe usar en temperaturas altas)

Notas:

ELIMINA LO TÓXICO EN TU VIDA

Los seres humanos estamos compuestos de un conjunto de funciones. Somos como una máquina perfecta, con todos los materiales para cuidar de nosotros mismos. Aún así, sabiendo que estamos en control de nuestro bienestar, nos desviamos del camino y olvidamos cómo hacerlo. Es por eso que tenemos que informarnos y querer hacer cambios drásticos para poder cultivar nuestro bienestar.

Los cambios no solo vienen en formas de dietas y rutinas de ejercicio. Podemos comernos todos los vegetales del mundo, correr tres millas a diario y todo lo demás. ¡Claro que si! Pero, si no trabajamos con nuestro interior, ¿de qué vale?

> Tu salud mental es igual de importante que la salud de tu sistema nervioso.

Hay que hacer cambios y eliminar los hábitos que nos lastiman. Cambiar las costumbres con las que hemos crecido siempre es un reto, por eso, empezar a hacer ejercicios duele y nos cuesta un montón. Ten en mente que las cosas se van a poner fáciles cuando les cojas el truco. Va a ser difícil, pero la recompensa es una vida larga, saludable y feliz.

Los cambios a los que me refiero consisten en modificar nuestros ambientes, eliminar las personas a tu alrededor que no contribuyen positivamente y entrenar tu mente para ver el lado positivo de la vida. Es por eso que incluí en mi libro una sección dedicada a cómo enfrentar este reto. Es difícil cuidarnos cuando no sabemos dónde empezar, en especial cuando se trata de nuestras relaciones interpersonales y nuestra salud mental. Por otro lado, ¿de qué vale saber todo lo que hay que hacer y no hacerlo? Este proceso requiere compromiso por tu salud y felicidad. Tu bienestar viene antes que todo.

Escogí hablarte específicamente de cómo cambiar los malos hábitos y pensamientos y cómo salir de la gente tóxica. Eso no significa que las estrategias y pasos que aprenderás en esta sección no se pueden aplicar a otros aspectos de la vida. La mayoría de estos pasos se basan en ese compromiso firme contigo mismo. A veces, no es fácil conseguir lo que es bueno para nosotros.

> *Recuerda también tomarte tu tiempo. El cambio duradero se construye minuto a minuto, no de un día para otro. Ten paciencia, fortaleza y fe en ti. Tu cerebro y tu corazón te lo agradecerán.*

Hábitos tóxicos

Debemos tener en mente que cada acción tiene una reacción. Si no cuidamos de nuestro cuerpo, nuestra mente no puede trabajar a capacidad. Si no cuidamos de nuestra mente, el cuerpo sufre la negligencia.

El estado de nuestra salud mental se manifiesta de varias formas. Es importante entender que lo que hacemos y lo que dejamos de hacer afecta directamente lo personal y nuestro bienestar. Si queremos llevar una vida saludable y sustentable, tenemos que empezar a autoevaluarnos y trabajar con nuestros hábitos tóxicos.

> *Consideramos hábitos tóxicos cosas como el consumo continuo de alcohol, drogas y otros estimulantes ilícitos, y prácticas dañinas o rutinas peligrosas para el cuerpo y la mente en general. Piénsalo: si es una rutina o un hábito que te quita menos de lo que te da, probablemente es dañino para ti.*

¿Qué hábitos tóxicos quieres eliminar? Aquí te dejo unos ejemplos para que tengas una idea. Recuerda que estos no son los únicos, y nadie sabe mejor que tú lo que tiene que cambiar para llevar un tren de vida más saludable.

Empieza con tu mente. Trata de no pensar en lo que no tienes y enfócate en lo que ya tienes y en cómo conseguir el resto. No vivas en *autopilot*, no dejes que la vida te pase desapercibida. Suelta las emociones negativas. No te quedes con esos sentimientos pesados, sino intenta procesarlos y perdonar.

Es natural que no sepas por dónde empezar, y que al leer esto sientas confusión. Pero, para mejorar nuestros malos hábitos, tenemos que darnos a la tarea de tomar decisiones fuertes. Si el cambio te pone un poco incómodo, sigue. Así se siente salir de la zona de confort, y es ahí donde se aprende. Convierte tu salud en una prioridad. Toma el resto de los pasos hacia el bienestar con esa meta como norte. De paso, encárgate de hacer planes sin importar la magnitud. Cuando esperas algo del futuro, el futuro esperará por ti.

Poco a poco, reduce el consumo de comidas rápidas, drogas y alcohol. Claro, te dará trabajo, porque contienen aditivos que usamos para minimizar la incomodidad que sentimos con nosotros mismos. ¡Sal afuera y muévete! Dile a tu cuerpo que le importas por medio de una rutina activa que ejercite tu mente y tu cuerpo. Además, tener una rutina de ejercicios que disfrutes y hagas con gusto puede ser tu momento de meditación.

Aprende a manejar tu ansiedad. Tener nervios es normal, pero no dejes que tu vida esté en un constante pánico por eso. Y mientras estás en camino a evaluar tus emociones, recuerda celebrar lo bueno. ¡Estoy seguro de que tienes muchos motivos para celebrar! Aprovecha esta reestructuración personal para crecer contigo y con los tuyos. Por último, pero no menos importante, busca ayuda cuando la necesites. De un amigo, familiar, terapista, doctor, etcétera. Reconoce cuando el risco es demasiado grande y necesitas que alguien te aguante en la cima. ¡No te avergüences por querer ser una mejor persona!

No se me puede olvidar decirte que la quiropráctica estimula la auto sanación corporal e inmunológica. Añade a tu lista una visita o dos al quiropráctico, ¡ganas mas de lo que pierdes!

Pensamientos tóxicos

Tu mente puede ser tu mejor amiga, como igual puede ser tu pesadilla. En tu cabeza hay un sinfín de pensamientos que te ayudan a tomar decisiones y llevar a cabo tu diario vivir. Pero, esto también tiene un lado negativo. No todo es color de rosa, y siempre pasan cosas que pueden contaminar nuestros pensamientos. El estrés, la culpa y la tristeza son normales. Pero, una vez dejas entrar la negatividad, el pesimismo y la pesadez, es difícil sacarlos, o por lo menos, callarles la boca.

> *Los pensamientos tóxicos son como rascarse una picadura de mosquito. Sabes que tienes que parar, pero a veces es difícil, porque te pica mucho y sigues hasta que te dejas la piel en carne viva. Tus pensamientos no te pueden llevar a la perdición. Tienes que aprender a soltar y dejar de amargarte la vida.*

Empieza por desviar todos los pensamientos negativos y todo el pesimismo. Cancela el pensamiento y enfócate en otra cosa. No le des la atención que quiere para seguir propagándose por tu mente. Una vez te adiestres en cambiar esos pensamientos, el resto será un poco más fácil.

Es importante hablar sobre lo que te molesta y lo que te duele. Puede ser con un familiar, un amigo, alguien de confianza o un sicólogo. Cuando dices las cosas en voz alta, vas vaciando tu mente. Ya cuando tengas la mente vacía, mantenla así por un rato. A veces necesitamos pensar en nada, dejarnos caer en la nube de paz y disfrutar el silencio mental. Aprender a redirigir tus pensamientos te será de ayuda en el futuro para muchas otras cosas.

Comienza a alimentar tu lado creativo, inventa cosas y explora nuevos pensamientos. Soy creyente de que hay que saber de todo un poco, así que puedo recomendar que trates de aprender algo nuevo. El ser humano tiene la ventaja de siempre estar aprendiendo, así que, ¡llénate de información nueva!

La mente es poderosa. Tiene tanto poder que te convencerá de que tu negatividad es justificada e imposible de evitar. Lo sentirás en tu cuerpo y en tus hábitos en el día a día. Si tienes a tu merced una herramienta tan fuerte y preciosa como tu mente, ¿por qué no sacarle provecho?

Personas tóxicas

No todas las personas que conocemos se tienen que quedar en nuestras vidas, o estar cerca de nosotros.

Aprender a discernir entre una persona que te ayuda a crecer y una que te resta energía y paciencia no es tan fácil como parece. Cuando nos encariñamos con alguien, ni siquiera nos fijamos en sus malos hábitos al principio. Estamos en la luna de miel con la novedad de esta persona en tu vida. Ese cariño perdura, se convierte en amor y lo convertimos en una amistad valiosa. Tal vez les perdonas muchas cosas que te molestan por costumbre, pero son estas mismas conductas las que te empiezan a consumir negativamente también por costumbre.

> *Es importante evaluar las relaciones en nuestra vida y pensar qué obtenemos de ellas. Quédate con las personas que te apoyen y te ayuden, no con las que te critican, pero no presentan soluciones. Pregúntate, ¿esta persona valora mi opinión? ¿Cómo actúa a mi alrededor? ¿Se enoja frecuentemente? Evalúa cómo las conductas de esta gente afectan tu vida y bienestar.*

Al principio, es difícil admitir que una relación es tóxica, porque en parte nos hace sentir como que no podemos manejar nuestras propias relaciones. «¿Cómo caí en esto?» es lo primero que pensamos. Date cuenta de que intentar las cosas no es algo tonto. Intentar las cosas, ver que no te funcionan, y seguir tratando, eso sí es triste.

Deja atrás aquellos que solo tienen cosas negativas que decir y los del temperamento corto con pocas ambiciones y mucha ansiedad. Tú no eres su *handyman*, y no tienes que andar reparando ni cambiando a la gente. Tu prioridad eres tú, concéntrate en ti, porque si tú no lo haces, más nadie lo hará. Evita las personas que te hacen sentir miedo o intimidación, y no excuses sus conductas. Tú siempre mereces el mejor trato. No te conformes con menos por miedo.

Ojo a que te griten, al lenguaje corporal y a su temperamento. Eliminar relaciones tóxicas, en ciertos casos, hasta puede salvarte la vida.

En tu lista debes estar primero, siempre. Las personas tóxicas te minimizan, restan y roban la energía. Rodéate de amor y personas que apoyen tu crecimiento y que te permitan apoyar el suyo.

Notas:

CREANDO BUENOS HÁBITOS

Si tuvieses que hacer una lista de todos los buenos hábitos que practicas a diario, ¿lo podrías hacer? ¿Cuán larga sería esa lista? ¿Cuán a menudo actúas a favor de tu salud? Yo defino los buenos hábitos como regímenes que benefician nuestra salud y crean la condiciones adecuadas para continuar fomentando el bienestar personal. Se escucha como una definición amplia, porque la realidad es que cada régimen de bienestar es diferente dependiendo de la persona.

Nuestros cuerpos tienen diferentes necesidades que nosotros conocemos y tratamos de honrar. No podemos pretender que existe un libro con la respuesta universal para el bienestar colectivo. Lo que me funciona a mí probablemente no te funciona a ti. Algunas personas se sienten bien descansadas con solo seis a siete horas de sueño en vez de ocho. Unas personas requieren una dieta rica en hierro, mientras otras necesitan dietas ricas en antioxidantes.

Pero, ojo, la individualidad del ser humano no debe ser excusa o justificación para aceptar conductas que sabemos no aportan a nuestro bienestar. La diversidad en los requisitos nutricionales de cada persona nunca van a llevar a una dieta saludable basada en dulces, por ejemplo.

Los buenos hábitos dependen de tus decisiones, y existen guías e ideas para mantener una buena calidad de vida. Muchas de estas ideas son instintivas o cosas que ya sabemos, pero tenemos que ponerlas en práctica para ver resultados. Además, son los comienzos universales para crear tu propio ritual de autocuidado.

Primero que nada, debemos empezar estableciendo metas y haciendo todo lo posible para mantenerlas. Esto no solo te mantiene trabajando y creciendo, sino que te ayuda a tener mejor control de tus deberes. ¿Cuáles son tus intenciones? No todas tus metas tienen que consistir solo de cosas que deseas hacer. Todos tenemos cosas que hacer que resistimos con todas nuestras fuerzas, pero las tenemos que hacer por nuestro bien de todos modos. Reconocer esto es un gran paso hacia adelante.

Mantén una dieta limpia y libre de comida procesada. Sabemos que el valor nutricional que necesitamos viene de la comida fresca y libre de las toxinas que contaminan nuestros órganos y dificultan sus funciones. Llena tu dieta de vegetales y frutas, elimina los dulces con demasiada azúcar y toma más agua. Estoy casi seguro de que cualquier cantidad de agua que estés tomando al momento no es suficiente.

Incluye el ejercicio en tu rutina. La importancia del ejercicio en nuestra vida es tan importante que lo he mencionado múltiples veces durante esta lectura. Es importante mantenernos activos. Nos mantiene hábiles, claros y fuertes. Incluso, puede ser un incentivo que nos facilite un momento a solas dedicado a la introspección y meditación. Tu cuerpo siempre te va a agradecer que lo muevas y le empujes cada vez un poquito más. Al principio es difícil, siempre lo es. Es por medio de la perseverancia que obtenemos los resultados y el estilo de vida que deseamos.

Separa tiempo para estar a solas. Medita, escucha tus pensamientos. Aprende de ti mismo, y relájate. Practica ejercicios de respiración y estiramientos suaves. El mundo está siempre tan alborotado, y hay tantos problemas a diario, que es fácil olvidarnos de nosotros. Estar todos los días pensando en todo lo que te rodea excepto en ti provoca un proceso de despersonalización que puede manipular tu percepción de las cosas, porque no estás anclado a nada. Necesitamos establecernos con nosotros mismos para poder tomar decisiones firmes y convenientes para nuestra salud.

No se me puede quedar recordarles que un buen ajuste quiropráctico se debe volver parte de sus buenos hábitos. Sus beneficios son estimulantes y energizantes. Ayuda al sistema nervioso e inmunológico a minimizar el dolor y a aumentar la calidad de vida. La mirada holística de la quiropráctica se inclina a encontrar métodos alternativos a la medicina moderna de la cual nos hemos vuelto dependientes. Por medio de la quiropráctica, aprendemos más sobre el cuidado natural y sus beneficios. Lo digo siempre por experiencia propia.

Entiendo lo difícil que es mantener un régimen de bienestar en el mundo en que vivimos. Pero, insisto que puntualizar y convertirnos en la prioridad desenvuelve una cadena de efectos positivos dentro de ti y en tus alrededores. Cuando estamos sanos, podemos trabajar por más tiempo, concentrarnos eficazmente, pensar creativamente con facilidad y prestar atención por largos periodos de tiempo.

Haz el esfuerzo poco a poco, continúa añadiendo a la lista de buenos hábitos hasta que eventualmente sean la norma y tu régimen diario, el cual te dará una larga vida saludable.

EJERCICIOS –RUTINA DE VIDA

La importancia de un mentor

Vivimos en un mundo demasiado ajetreado. Hablamos anteriormente de lo difícil que es mantener nuestra salud en la lista de prioridades cuando tenemos tanto que hacer en tan poco tiempo. Parte del esfuerzo para mantener una buena calidad de vida es crear una rutina que sea adecuada a nuestras necesidades físicas.

> *Al incluir el ejercicio en el día a día, estamos provocando una cadena de reacciones positivas que no solo se reflejan en el exterior, sino que también nutren el interior, física y emocionalmente.*

Una rutina de ejercicios frecuente te puede ayudar a:

- Perder, aumentar, tonificar o mantener tu peso

- Tener mejores hábitos de sueño

- Prevenir y sobrepasar resfriados comunes más rápido

- Fortificar la resistencia a infecciones

- Disminuir el riesgo de cáncer, enfermedades cardíacas y diabetes

- Aumentar la aptitud cerebral, la cual ayuda a retener más información, pensar y reaccionar más hábilmente

- Prevenir y aliviar el dolor crónico, el dolor en las articulaciones, la osteoartritis y el dolor musculoesquelético

- Tratar la depresión incluso sirve como buen acompañante para cualquier tratamiento terapéutico o psiquiátrico

- En los hombres, una rutina de alta intensidad puede ayudar a los niveles de testosterona.

Soy fiel creyente de ser el ejemplo para mis pacientes. Muchos doctores le piden a la gente que no fumen, no beban, etcétera, pero no lo practican personalmente. ¿Cómo podemos esperar que nuestros pacientes nos hagan caso, si nosotros no aplicamos nuestros consejos? No importa el campo o especialización, tenemos que ser el ejemplo para fomentar entusiasmo y hablar con certeza de los beneficios de este hábito.

Desde joven he estado interesado en el ejercicio y la actividad física. Claro, a los dieciséis años uno solo quiere verse bien, pero con el tiempo entendí las ramificaciones de mis hábitos de ejercicio. Es normal que perdamos un día o dos, no somos perfectos, y me incluyo en primera fila. Pero, ser constante y perseverante lleva a resultados que ciertamente notarás en tu actitud y en el porte con el que enfrentas los retos por venir. Entiendo que para aquellos que no están activos frecuentemente puede ser bien difícil empezar a ejercitarse. Uno se cansa más rápido, al principio duele, y este dolor suele desmotivar. Sin embargo, es cuestión de salir de la zona de confort.

«¡Pero, mi doctor me dijo que me quede quieto/a y no haga ejercicios!»

Lo peor que puede pasarle al cuerpo humano es estar sedentario. Nuestros cuerpos están diseñados para estar en movimiento, y las células dependen de ese movimiento para oxigenarse. La oxigenación de las células es lo que ayuda a una pronta recuperación. Los efectos adversos de una vida sedentaria son tantos y tan graves que hay hasta un término para ellos: la enfermedad de la silla.

La inactividad física es la cuarta causa de muerte a nivel global.

El sedentarismo se asocia con condiciones como: obesidad, problemas del corazón, hipertensión, problemas con los niveles de colesterol, síndromes metabólicos, diabetes tipo 2, osteoporosis, ansiedad, depresión y por último, cáncer del colon, mamas y útero.

Según el Centro para el Control de Enfermedades de los E.E.U.U. (CDC) todas las personas deben hacer por lo menos 150 minutos de ejercicio moderado, o 75 minutos de ejercicio fuerte, diariamente. Por otro lado, la meta diaria para caminantes es de 10,000 pasos, o alrededor de 5 millas. ¡Y estos son sus mínimos para mantenerse saludable y mejorar condiciones recurrentes!

Ponte metas simples y fáciles al principio, no intentes ir al 100% de la primera. ¡No lo veas como una tarea! Este puede ser tu momento de relajación, tu tiempo personal para soltar el estrés. ¡Escucha música, motívate, hazlo algo divertido!

Trata de fijar un tiempo adecuado y conveniente para ti para hacer ejercicios. Planifica a tu manera con tus intenciones en mente, pero recuerda que es recomendable ejercitarse en la mañana antes del desayuno. Yo me levanto a las 5:00 AM todos los días y llevo a cabo mi rutina. Te puedo decir que es la mejor forma de comenzar el día, con mucha energía y cumpliendo con tus metas.

Si no sientes que lo puedes hacer solo, llama a tu amigo, invítalo a ejercitarse contigo. Busca a alguien que tenga las mismas metas que tú y que quiera tomar la rutina en serio, háganse compañía, motívense uno al otro. También, considero súper beneficioso tener un entrenador al menos una vez a la semana, si es posible. El entrenador ve tu proceso desde afuera, corrige tus errores y recomienda áreas en las que puedes mejorar. Igual sirve como una guía para los principiantes tímidos que tienen miedo a fallar. Un profesional tiene la habilidad de motivarte y presentarte retos que tal vez no se te ocurrirían a ti. ¡Compartir tu proceso con alguien, ya sea una amistad o un «coach», es alentador y motivacional!

¡Siempre escucha lo que tu cuerpo te está tratando de decir! Son señales tan fáciles de ignorar, pero nuestro cuerpo sabe qué necesita, cuánto, cómo y por qué. Prestarle atención a tu cuerpo puede mejorar tus hábitos alimenticios para complementar tu rutina, y hasta puedes aprender cosas nuevas de ti mismo. A veces, al ejercitarnos aprendemos de lo que nuestros cuerpos son capaces, y déjame decirte que es un sentimiento inigualable. El ser humano está hecho para lograr cosas a veces inexplicables. ¡Solo tienes que enfocarte!

Mi método de ejercicio favorito al momento es el *strength training*, o entrenamiento de fuerza, que es un tipo de ejercicio que se especializa en usar resistencia para aumentar la contracción muscular, lo cual ayuda a crear fuerza y resistencia. El principio básico dentro de las series, repeticiones y cantidad de ejercicios por día es que a mayor volumen menor intensidad, y viceversa. El principio básico de las rutinas es que una rutina no debe durar más de tres meses, ya que el cuerpo se acostumbra únicamente a dicha rutina de entrenamiento. Los beneficios del entrenamiento de fuerza incluyen el aumento de masa muscular, fuerza del tendón y ligamento, densidad ósea, flexibilidad, tono, tasa metabólica y mejores posturas de apoyo.

Existen muchísimos programas que puedes probar, modificar y mejorar.

Aquí algunos ejercicios y minirutinas que puedes intentar en tu casa para empezar:

• Calienta por cinco minutos haciendo ejercicios como correr en el mismo lugar, elevar las rodillas hacia el pecho o hacer sentadillas. Esto prepara tu cuerpo, tu corazón y tus músculos para empezar la acción.

• Síguelo con cinco minutos de ejercicios cardiovasculares como *jumping jacks*. Si tienes escaleras en tu casa, sube y baja en un escalón con cuidado, creando repeticiones.

Puedes también saltar en el mismo sitio o brincar soga, o «cuica». Con estos ejercicios empiezas a retar tu corazón y tu cuerpo entero.

- Cinco minutos de ejercicios de fuerza como sentadillas contra la pared aguantando la posición por unos segundos, abdominales y hasta *push-ups* (apoya las rodillas en el piso para un ejercicio de menor intensidad). Así puedes empezar a crear resistencia.

- ¡No olvides enfriar! Toma cinco minutos para respirar hondo, estira tus brazos y piernas, estira tus pantorrillas contra la pared. Enfriar es igual de importante que calentar. Tu cuerpo necesita prepararse, y luego apagar los motores.

Como puedes ver, empezar a hacer cambios no tiene que ser complicado, ni intenso o drenante. Con el pasar del tiempo puedes modificar tu rutina añadiendo más repeticiones, más tiempo en cada sección o intensificando los movimientos con más intención.

Más allá del crecimiento personal que provoca, nuestros allegados también se benefician de nuestras rutinas. Nuestros hijos ven y aprenden a querer tener una rutina saludable, y les ayuda desde temprana edad a crear conciencia sobre la salud.

Hablando de pequeños, para ellos recomiendo empezar a introducirlos a las artes marciales, yoga o entrenamiento de pesas. De esta forma, se mantienen activos y entretenidos mientras crean conciencia de una buena rutina de vida.

En fin, empezar a ejercitarse es como subir las escaleras hacia la punta de una pirámide. Desde abajo se ve imposible, y los primeros pasos dan mucho trabajo. Pero, una vez le tomas el gusto y empiezas a ver el progreso, no queda más que dar el resto y subir a la cima.

TRATAMIENTOS QUIROPRÁCTICOS

Veamos cuáles son los tratamientos quiroprácticos, y por qué debes evaluar seriamente incluirlos en tu rutina de vida. Son convenientes porque los puedes planificar, no causan dolor y además resuelven situaciones de salud que otras disciplinas solo alivian o ignoran.

La quiropráctica tiene muchas maneras de aliviar los síntomas y corregir las causas de los padecimientos que resultan en todas las condiciones que explicamos en el capítulo anterior.

> *La misión de la quiropráctica es "liberar a las personas de la interferencia del nervio para que la inteligencia innata pueda expresarse para el funcionamiento óptimo del cuerpo". Los tratamientos quiroprácticos son indoloros y no-invasivos. No causan dolor, no se usan medicamentos y no hay cirugías.*

En mi clínica, como expliqué anteriormente, un tratamiento usualmente envuelve dos, tres, o más tipos de terapia, las cuales trabajan de manera sincronizada para lograr mejores resultados. Aquí lo primero que pasa es que el paciente recibe alivio, y lo segundo es que vuelve a sonreír. Vamos a hablar ahora sobre las diferentes terapias que están disponibles para tu alivio y bienestar.

Los ajustes quiroprácticos son los tratamientos que todo el mundo asocia con la quiropráctica. Estos ajustes, donde el doctor manipula tu columna, corrigen las subluxaciones vertebrales. Así, se restablece la comunicación correcta del sistema nervioso, aumentando la cantidad de propiorreceptores, el rango de movimiento de las articulaciones y mejorando las funciones del cuerpo en general. Nosotros usamos un dispositivo patentado y registrado por la FDA, creado específicamente para realizar ajustes quiroprácticos suaves y precisos en las articulaciones de la columna vertebral y las extremidades, para así aliviar el dolor y restaurar la función. Los ajustes de impulso son de alta tecnología. No hay estallidos ni grietas con estos ajustes, sino ajustes muy precisos diseñados específicamente para cuidar las áreas correctas. Años de investigación han llevado al desarrollo de instrumentos como estos para crear ajustes quiroprácticos suaves que sean seguros y efectivos para pacientes de todas las edades.

Las terapias de hidromasajes son una manera de liberar mucho estrés, ya que promueven la relajación y la calma. El hidromasaje es una combinación de terapias de masaje utilizando agua en movimiento (tipo jacuzzi), el calor y el masaje corporal tradicional en un solo sistema. La terapia se realiza con el paciente completamente vestido, apoyado cómodamente por una barrera duradera mientras se dirigen chorros de agua tibia al área a ser tratada en el cuerpo. Además de disminuir el estrés, disminuye la ansiedad y la tensión muscular. Estas terapias activan la circulación sanguínea y fortalecen los músculos. También, alivian dolores crónicos y de úlceras estomacales. Por último, mejoran la flexibilidad de las articulaciones.

El tratamiento con rayos de láser frío Clase IV es una terapia totalmente indolora, segura y con resultados probados para la regeneración de cartílagos (como discos y meniscos) y ligamentos. Con esta terapia evitamos que nuestros pacientes recurran a la cirugía para corregir problemas de discos, meniscos, desgarres de ligamentos, túnel carpiano y nervios pinchados, entre otros. Una luz láser de baja intensidad se dirige a las áreas afectadas para reducir la inflamación, aliviar el dolor y promover la reparación de tejidos. El instrumento del láser se mantiene en contacto o cerca del área tratada hasta que emite la dosis de energía requerida. Cuando la luz del láser se absorbe por el tejido vivo, esto desencadena reacciones biológicas en las células.

Se producen sustancias químicas que se liberan y se transportan a través de la sangre y el flujo linfático a otras partes del sistema.

Los efectos de la luz de láser frío son locales, y además pueden lograr respuestas fisiológicas sistemáticas amplias: reducción del dolor al causar la producción de endorfinas, que son los analgésicos naturales del cuerpo; reducción de la inflamación al suprimir las enzimas inflamatorias que causan hinchazón, enrojecimiento, dolor y calor; aumento en el drenaje linfático, que aumenta la circulación y acelera la curación; relajamiento de los músculos tensos que crean dolor crónico, problemas en las coyunturas y disminución en la movilidad; y reparación ósea más rápida al estimular la proliferación fibroblástica y osteoblástica.

Esta terapia no conflige con medicamentos recetados. Sin embargo, hay medicamentos que afectan su efectividad. Por ejemplo, los medicamentos con esteroides como la cortisona reducen los efectos de la terapia láser. Es importante que, si vas a recibir esta terapia, nos digas qué medicamentos recetados estás tomando.

Los imanes se han usado de forma terapéutica por más de 300 años, y se ha probado que su uso es seguro y efectivo. Este libro tiene una sección dedicada al biomagnetismo, pero aquí les doy un resumen de su uso en nuestra clínica. Los imanes ayudan al cuerpo a mantener su balance electromagnético, logrando que las células en un tejido vibren en la misma frecuencia. Esta manipulación de los polos negativos y positivos restaura el estado natural de vibración energética que las células tienen en su estado saludable. Los resultados son un alivio del dolor, reducción de inflamaciones, mayor eficacia en el torrente sanguíneo, prevención de infecciones, fortalecimiento de la células y por lo tanto, la promoción del proceso de sanación.

Otra terapia que usamos mucho son las cintas adhesivas cinéticas. Estas cintas, o *tapes*, facilitan el proceso de sanación en lesiones musculares, proveyendo apoyo y estabilidad a músculos y coyunturas sin restringir los movimientos. Además, proveen manipulación de los tejidos blandos y mejoran la circulación al separar el músculo de la dermis.

Además de estas terapias, tenemos aditamentos como niveladores de pies, almohadas ortopédicas, aparatos para ejercitarse, apoyos para los espaldares de sillas y suplementos dietéticos naturales que apoyan el trabajo de las terapias y ayudan a mantener los resultados.

Por último, pero no menos importante, creo firmemente que la educación del paciente es su mejor herramienta para sanar. Por eso, ofrezco talleres, cursos y charlas constantemente sobre diferentes temas de salud. Tal y como los profesionales dependemos de la educación continua para mantenernos al día, así también cada uno de ustedes merece la oportunidad de educarse con la última información sobre cómo lograr y mantener una salud óptima.

Es de humanos aprender todo el tiempo. La realidad es que nadie lo sabe todo. Incluso nosotros, los doctores en quiropráctica, aprendemos todos los días de nuestros pacientes. Cada experiencia vivida es una enseñanza especial.

Estamos diseñados para estar sanos, y si lo estamos, seremos libres. Podremos entonces cumplir nuestras metas sin dolor.

Existe evidencia científica de que los tratamientos quiroprácticos funcionan. Un estudio realizado por dos escuelas de medicina, dos escuelas de salud pública y el Departamento del Trabajo e Industrias del estado de Washington concluyó que el 42.7% de los trabajadores que consultaron a un cirujano fueron sometidos a cirugía, mientras solo el 1.5% de los que consultaron a un quiropráctico tuvieron que operarse.

Recuerda que «los movimientos no solo los hacemos simplemente por movernos, cada movimiento tiene su propósito, siempre tiene alguna intención» (María Montessori). ¡Procura que tus movimientos sean para TU BIENESTAR!

BIOMAGNETISMO

Recuerdo que cuando tenía como doce años, visité la piscina de uno de mis amigos y pasé una tarde bien divertida jugando en el agua. Cuando llegué a mi casa, me dio un dolor de oídos de esos que no te dejan vivir. Cuando le dije a mis padres lo que me estaba pasando, les pedí que fueran a la farmacia y me compraran unas medicinas para el dolor de oídos, ya que uno de mis amigos me dijo que le funcionaron. Como yo no tomaba medicamentos, pues sonó interesante, y más aún con el desespero del dolor. Mi mamá lo que me dijo fue, «ve y ponte un imán encima de mi oreja, con el lado negativo hacia el cuerpo». Entonces me dijo que esperara hasta que se me aliviara el dolor. Yo no quería ese invento, quería las medicinas que aliviaron a mi amigo.

Después de par de horas en esas, y con el dolor encendido, recuerdo pensar que eso era un abuso y no sé qué más. Mami, muy calmada, me dijo que siguiera esperando, porque el imán funcionaría. ¿Me creen que a las tres horas de ponerme aquel imán, sentí un zumbido profundo en el oído y se me alivió el dolor? Demás está decir que ese día viví el verdadero beneficio del biomagnetismo que mi mamá siempre usaba, pero que en ese momento cambió mi vida. Lo interesante de todo esto es que luego no me dio más dolor de oído, pero curiosamente recuerdo que ese amigo que siempre me decía de los medicamentos se pasaba con dolor de oído y enfermo. Ahora entiendo que su cuerpo nunca creó las defensas para combatir estos problemas.

Aunque pueda resultar increíble para muchos en nuestra sociedad, porque viven bajo el control estricto de la imagen cultivada por los farmacéuticos, una de las formas de sanar más potentes conocidas por la humanidad es el magnetismo. Los imanes son una fuente de energía accesible a todos. Son seguros, efectivos y económicos y llevan miles de años aliviando síntomas y dolencias.

Muchas investigaciones científicas en los siglos XX y XXI sugieren que los imanes tienen una multitud de efectos beneficiosos sin los efectos secundarios adversos que se encuentran en las medicinas químicas. Estos incluyen el restablecimiento y fortalecimiento de las células, alivio de dolor, reducción de inflamaciones, prevención de infecciones y el fomento de procesos de sanación. Sin embargo, y gracias a la propaganda de las corporaciones farmacéuticas, estos tratamientos aún no son comunes.

Quiero que entiendan que los imanes y el magnetismo tienen una precedencia histórica significativa, ya que llevan unos 4000 años en uso. El término «magnetismo» en sí proviene de la ciudad antigua de Grecia, Magnesia, donde se descubrieron muchos imanes naturales. Desde entonces, muchas sociedades a lo largo de la historia han usado esta forma de sanación. Incluso, una teoría sugiere que las estatuas antiguas de Egipto, las cuales tienen puños cerrados, representan figuras apretando imanes para efectos de salud.

Nuestro cuerpo está compuesto por células, éstas lo están por moléculas, las moléculas por átomos y los átomos están formados por protones (+), electrones (-), neutrones y partículas subatómicas. Los protones, electrones y neutrones tienen carga positiva, negativa y neutral. El cuerpo funciona como una unidad eléctrica, o una batería, y como consecuencia, tiene un campo magnético. Al ser nuestro cuerpo eléctrico, cada célula está influenciada por el electromagnetismo. En un estado óptimo de salud, las células de los tejidos vibran a una misma frecuencia. Cuando las células pierden su magnetismo, su frecuencia vibratoria se altera, y comienza a ocurrir la enfermedad.

Un imán tiene dos polos: el polo norte, que es negativo, y el polo sur, que es positivo. Cada polo tiene una función distinta. El polo norte (-) es alcalino y el polo sur (+) es ácido. La inflamación del cuerpo y la mayoría de las enfermedades son ácidas. Cuando se aplica el polo negativo, se alcaliniza el área o el tejido. Por el contrario, en casos de parálisis, se usa el polo positivo para acidificar el tejido y promover la energía del área afectada. Estos son dos ejemplos del uso de imanes y del por qué deben ser aplicados por un profesional adiestrado en sus usos y efectos sobre el cuerpo humano. El uso correcto del imán no tiene efectos secundarios, pero usar la polaridad incorrecta puede hacer daño.

Polo Sur - Positivo	Polo Norte - Negativo
Estimula	Relaja
Aumenta energía y dolor	Reduce y alivia el dolor
Acidifica	Produce más alcalinidad
Aumenta inflamación	Reduce inflamaciones
Disminuye el oxígeno en las células	Oxigena las células
Empeora infecciones	Contrarresta infecciones
Causa confusión	Produce lucidez mental
Causa hiperactividad	Reduce el insomnio
Aumenta acumulación de grasas	Reduce la acumulación de grasas
Estimula las funciones del cuerpo	Regula funciones del cuerpo

La medicina moderna ya depende de procedimientos diagnósticos como el electrocardiograma (ECG), electroencefalograma (EEG) y electromiograma (EMG) para medir la actividad eléctrica en el corazón, la corteza cerebral y los músculos esqueletales, respectivamente. Si no existiera energía eléctrica en el cuerpo, estos estudios no serían posibles.

Mi abuelo, el Dr. Ralph U. Sierra, fue pionero en el estudio del biomagnetismo en Puerto Rico. Desde el 1971 comenzó a usar campos magnéticos en sus pacientes con resultados excelentes. Incluso, fue el inventor de las bandas magnéticas flexibles para aliviar dolores y enfermedades. Ya en el 1972 recibía visitas de doctores y científicos de todo el mundo en su laboratorio de Cupey, donde demostraba la eficacia del uso de los imanes en los tratamientos. Varios peloteros famosos se beneficiaron de sus tratamientos, entre ellos Orlando «Peruchín» Cepeda.

Mi abuelo estaba convencido de que los egipcios usaban las terapias magnéticas para tratar sus enfermedades desde los años 3000 BC, y que en las pinturas y jeroglíficos se pueden encontrar imanes en las manos de las figuras egipcias. En el 1976 visitó el área que comprende Egipto y sus alrededores. Interesantemente, un grupo de científicos internacionales llevó a cabo un estudio en la Gran Pirámide de Giza en el 2018 y concluyeron que, en su estado resonante, la pirámide puede concentrar energía electromagnética en sus cámaras internas, así como debajo de su base, donde se encuentra la tercera cámara que nunca se completó (Balezin et al, 2018).

En conclusión, un sistema saludable es aquel donde las células vibran de forma individual en la frecuencia adecuada para su tejido. La enfermedad surge cuando existe un cambio anormal en esa vibración. El biomagnetismo es la ciencia de aplicar campos magnéticos con un imán a los sistemas biológicos para restaurar la frecuencia debida y lograr un grado de curación en la parte afectada. Si usamos imanes para corregir la frecuencia que está incorrecta, los efectos beneficiosos comienzan de inmediato.

Esta información y mucha más la puedes encontrar en el libro *Más allá del poder del imán* de mi mamá, la Dra. Sierra. Es una guía completa sobre el uso correcto de los imanes y sus beneficios.

"Ahora estamos al borde de una gran era en la ciencia del biomagnetismo y sus aplicaciones, [...] una herramienta provista por la madre naturaleza misma"
– Dr. Ralph U. Sierra, 1975

CRIANDO UNA FAMILIA SALUDABLE

Como adultos, hemos tenido una vida llena de altas y bajas. Aprendimos a golpes lo que nos conviene y lo que nos lastima, nuestros gustos y personalidades. Desarrollamos hábitos, ya sean buenos o malos, y si lo hicimos bien, aprendimos nuestras lecciones.

A menudo veo personas con problemas de salud causados por algún tipo de negligencia deseando poder dar para atrás al tiempo, para así poder tomar mejores decisiones y no tener estos padecimientos. Tenemos mucho conocimiento sobre cómo debemos proceder por la vida, y no se debe echar a perder. Lo mejor que podemos hacer es enseñarle todo lo que sabemos sobre vivir plenamente a nuestros seres queridos y a nuestros niños, para asegurar que sepan distinguir entre hábitos buenos y malos.

Los buenos y malos hábitos se aprenden en la casa.

Claro, el mundo exterior tiene influencia, pero los niños imitan lo que ven y lo que admiran. Absorben como esponjas cualquier palabra o costumbre que vean de sus mayores. Hay reglas que ayudan al bienestar y desarrollo de nuestra juventud.

Cosas como comer en familia a la misma hora todos los días hacen la diferencia. Compartir en familia ayuda a los jóvenes a comunicarse, y recalca la importancia de comer en tranquilidad. Igual, este ritual ayuda a evitar la obesidad infantil y disminuye las incidencias de depresión o abuso de drogas. Las rutinas de salud personal establecen, desde una temprana edad, la importancia de cuidarnos. También construyen rutinas de actividades positivas y energéticas, las cuales cultivan el deseo de seguir empujando los límites y cultivando un mejor estado físico y emocional.

Limitar el uso de electrónicos disminuye los problemas con la postura. Sabemos que la postura es de suma importancia, entre muchas otras cosas, para el crecimiento saludable de nuestros pequeños.

Tener una buena dieta en nuestra casa, rica en nutrientes y los elementos necesarios para una alimentación completa, significa mucho. El ajetreo diario nos lleva a depender de la conveniencia y sus alternativas poco saludables. No se puede tapar el cielo con la mano: a veces parece imposible evitar una parada en un sitio de comida rápida. Sin embargo, tener un buen régimen alimenticio en casa contrarresta el desarreglo. No es lo mismo comerse algo sin valor nutricional de vez en cuando a comerlo todos los días.

No podemos subestimar el poder de una buena nutrición, especialmente cuando estamos criando niños. Una dieta saludable contribuye grandemente a los niveles de energía de los jóvenes, y aumenta su capacidad de concentración y retención informática. Incluso, ayuda a mantener un buen temperamento.

Todo lo que le enseñamos a nuestros seres queridos lo hacemos con la intención de prepararlos para el futuro que les espera y el presente que merodea. Recuerdo de pequeño escuchar atentamente a mi papá cuando hablaba de su trabajo. Quiropráctico al fin, se enfocó en enseñarme todo lo que necesitaba saber para poder crecer exitosamente, con ganas de llevar a todos lados mi conocimiento sobre la medicina alternativa. Sus enseñanzas perduran a través de mí y de mis hijos, que también aprenden de mí.

Vivir para nosotros y nuestra salud no es fácil, especialmente en una sociedad que condena todo lo que se tarda más de cinco minutos en dar resultados y que depende grandemente de la eficacia que el mundo nos puede dar. Por eso, considero que enseñarle a sus niños cómo cuidarse y mantener un estándar de bienestar alto crea un precedente que perdurará.

Sobre todas las cosas, lo mejor que podemos hacer es educar sobre la importancia de una buena dieta, un horario de ejercicio y la convivencia familiar. Al final del día, nuestros hijos son personas individuales que piensan por su cuenta. Cumplimos con nuestro trabajo cuando les enseñamos lo que sabemos, y esperamos que esa semilla germine y se convierta en un bosque de información y amor por la salud personal.

CONCLUSIÓN

¿Por qué es tan difícil integrar el bienestar físico y emocional a nuestras vidas? Se debe a que la medicina tradicional es una industria con fines de lucro. Es un servicio sin personalización ni empatía, que se enfoca en tratar los síntomas y no la raíz del problema. Esa industria solo provee tratamientos temporeros, porque el negocio no sobrevive si el cliente ya tiene la solución. La medicina no puede ser una vía solitaria que no ofrece otras alternativas, que convence al paciente de que no tienen control sobre su cuerpo, o que la alternativa siempre es invasiva.

Al principio de este libro, encontrarás una cita mía que dice:

"La razón por la cual no estás saludable es por lo poco que te han enseñado sobre la salud, pero nunca es demasiado tarde para aprender."

A lo que me refiero con esto es a que te han educado a pensar en una sola medicina, y nunca te hablan de otras alternativas. Como por ejemplo, las alternativas holísticas, que se encargan de atacar la raíz del problema y asegurar una vida sana y sustentable. El problema con la salud es que te la han robado por medio de pastillas y procedimientos quirúrgicos.

> *Escribí este libro con la intención de abrirle los ojos a aquellos que están cansados de los doctores que solo dependen del ibuprofeno para aliviar el dolor, sin encargarse de trabajar con el cuerpo que lo siente. Mi meta es que, al llegar al final, tú como lector te sientas apoderado y capaz de continuar aprendiendo más sobre la salud y el bienestar alternativo. Ahora que has llegado al final, te exhorto a que continúes aprendiendo y aplicando este conocimiento. Que este sea tu punto de partida para darle a tu cuerpo el trato que merece.*

Si mi conocimiento y experiencias inspiran a alguien a hacer un cambio positivo en sus vidas, llegué a la meta. Vivimos con nuestros cuerpos, somos nuestros cuerpos, ¿por qué no darle el mejor cuidado? Si queremos llegar lejos, hay que pasar trabajo. Aprender, desaprender, empujar y poner metas no es imposible, pero es extremadamente difícil. Les soy honesto, porque lo veo a diario en mi oficina en los ojos de la gente que quiere desesperadamente estar bien y no encuentran cómo. La medicina que nos vemos obligados a consumir está hecha para mantenernos dependientes, y ya no se trata de construir una sociedad sana. Se trata de una ganancia.

Para romper el ciclo, hay que pensar fuera de la burbuja. Tu bienestar no debe tener un costo exorbitante, ni tiene que depender de químicos u operaciones. No te dejes convencer de que eres un número más en la sala de espera. Tú eres tu propia salvación. Tú tienes la capacidad de explorar la medicina holística y ver en primera persona sus beneficios a corto y largo plazo. ¿Por qué escoger la opción temporera en vez de la solución permanente?

Como dije, es extremadamente difícil cultivar nuestra salud, pero no es imposible. Muchas veces, cuando algo es bueno para nosotros, no viene en bandeja de oro. Hay que sudar, aprender con cantazos, y duele e incomoda, pero la recompensa es una vida plena y larga y una mente clara y bien armada de conocimiento.

Nunca paren de aprender, nunca dejen de hacer preguntas y retar la medicina que conocemos hoy en día. Ustedes tienen el poder para cambiar su salud. Ahora más que nunca, podemos dar un giro y hacer los cambios pertinentes.

El conocimiento es la puerta al bienestar. Me alegra mucho que la hayas abierto.

TESTIMONIOS

El alivio es buenísimo

«Yo estaba sufriendo unos dolores de espalda baja. Cuando llegué aquí me mandaron a hacer todos los estudios, placas, y detectan que tengo un disco herniado en la L5. Con las terapias y todos los ajustes, poco a poco me fui mejorando, y gracias a Dios hoy no tengo dolor. Estoy embarazada, y en el embarazo siempre hay unos cuantos malestares y otras cositas, pero con los ajustes no me puedo quejar. Lo mejor que pude hacer fue verme con el Dr. Jarrot para mejorar mi la espalda, y pasé todo mi embarazo súper bien.

No tengan miedo a los quiroprácticos. No se asusten, no le tengan miedo, el bebé no se afecta en nada. El doctor tiene una almohadillas especializadas para las mujeres embarazadas. El alivio es buenísimo. Vale mucho la pena, porque cuando estás embarazada, se sienten unos malestares y unas cosas en la espalda por el peso del mismo bebé, y gracias a estos ajustes se alivian bastante, así que no pierda la oportunidad. Siempre venga y saque su cita.»

Nashla

Me siento mejor que nueva

«Llegué a esta oficina porque padezco de osteopenia en los huesos. No podía caminar, tenía mucho dolor en las rodillas, la espalda baja y en la espalda alta. Todo esto me estaba afectando. Sentía mucho dolor, y no podía vivir tranquila. No tenía calidad de vida. Yo estaba tomando medicamentos, y me trataba con un fisiatra y un reumatólogo. El dolor era desesperante, y ya no me querían recetar Tramadol con acetaminofén, que era lo que me aliviaba. Me dije, 'pues, no tengo otra alternativa, voy a tener que buscar a un doctor más allá.'

Aquí me mandaron a sacar placas y me dieron las primeras terapias, y entonces comencé a ver un cambio. Yo estaba coja, y no podía usar tacos ni zapatos altos ni nada de eso, porque las rodillas no me dejaban. Ahora me siento muy bien, puedo caminar, ya todo se fue. Me hicieron una reevaluación, y el estrés que tenía, que era de 300, bajó a ciento algo. Yo estoy súper contenta, de verdad que sí. Los tratamientos no son dolorosos para nada. Me encantaron, y me siento nueva.»

Sonia

Mi vida cambió para siempre

«A mí me trajo mi hija, porque ya llevaba más de veinte años con dolor de espalda, discos herniados y con mucho dolor, el cual fue progresando a través de los años. Yo estaba pautada para cirugía de espalda, porque ya había agotado todos los recursos y medicamentos que ya no hacían nada para el manejo de dolor. Me dijeron que yo no podía ir a un quiropráctico, porque me iban a lastimar más. Ya yo no me levantaba; caminaba con un andador, hasta que mi hija me empujó a venir a su oficina. 'Mami, vamos. Mami, vamos.' Yo, por complacerla, vine aquí en marzo 8. ¡Ya en marzo 12 yo estaba brincando en un vídeo cuando me llegó la luz después del huracán! No me he tomado ni una pastilla del dolor. Desde ese entonces duermo toda la noche, ya puedo hacer mis actividades normales, puedo hacer todo en la casa. Las últimas tres semanas antes de llegar aquí yo estaba en cama. Cancelé la operación y aquí estoy.

Antes de terminar mis terapias, de todo corazón le recomiendo a todo el que sienta dolor, que venga. Yo esperé demasiado, muchos años, para venir a un quiropráctico. Recomiendo que si se siente mal venga y haga una consulta. Yo lo hice, y no me arrepiento. Ahora puedo brincar, saltar y bailar, y mi nena quiere que tome unas prácticas de baile, así que vamos a ir las dos.»

Adelaida

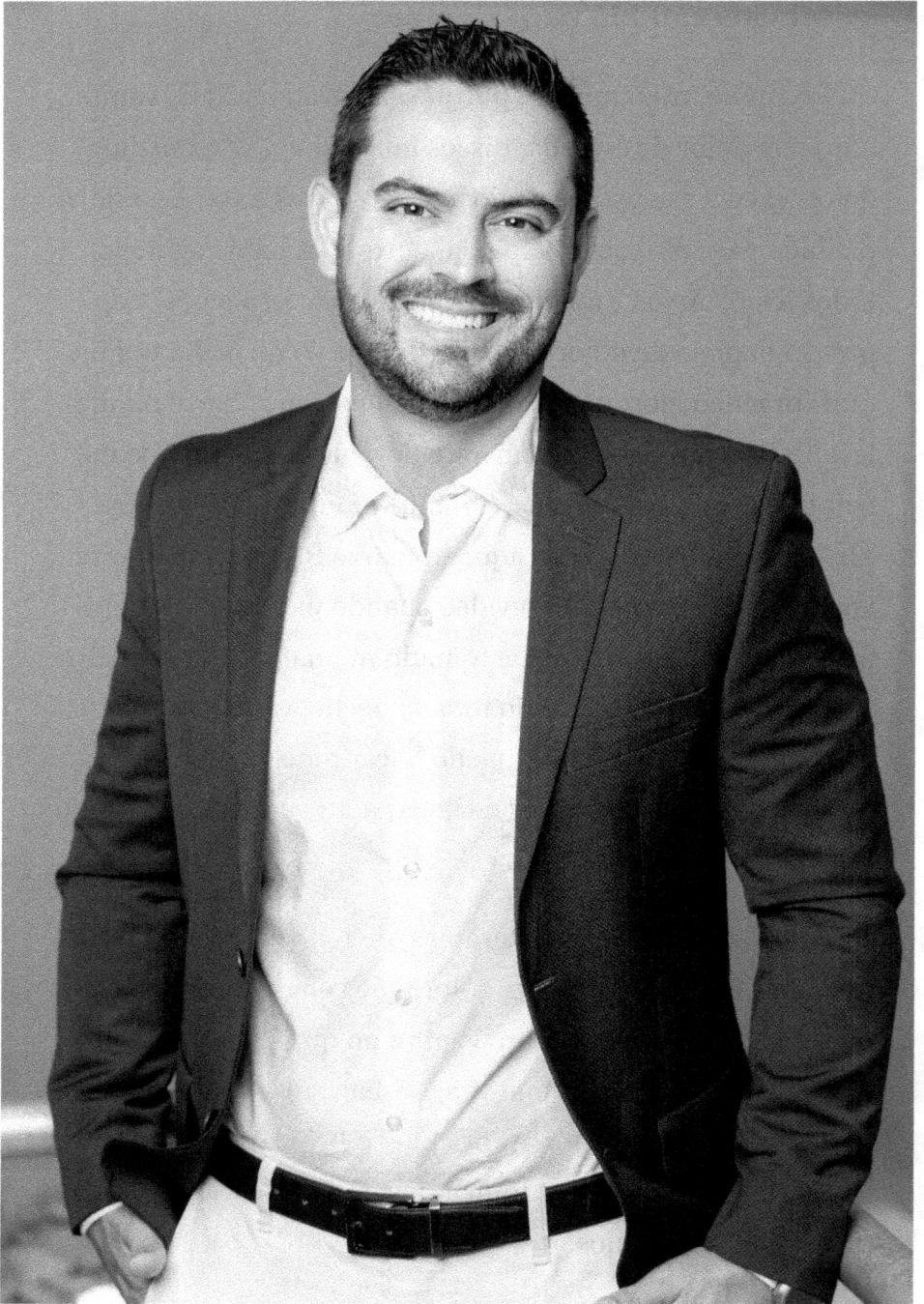

SOBRE EL AUTOR

El Dr. Jorge R. Jarrot Sierra nació un 14 de febrero de 1987. Creció en un ambiente promotor de la capacidad innata que tiene el cuerpo para sanar, dirigido a la prevención. Fue un joven entusiasta, curioso y muy maduro para su edad. Sin duda, desde muy temprano compartió la pasión de sus padres: ayudar a otros a tener salud, pues ambos son quiroprácticos. Su mamá, la Dra. Irma Sierra Rivera, fue la primera mujer quiropráctica en Puerto Rico y fue la primera mujer en presidir la Asociación de Quiroprácticos de Puerto Rico. Su abuelo materno, el Dr. Ralph U. Sierra, fue el primer quiropráctico en Puerto Rico, pionero en tratamientos biomagnéticos y reconocido mundialmente por sus investigaciones. También redactó y sometió el proyecto de ley que propuso el reconocimiento de la profesión quiropráctica en Puerto Rico, logrando su aprobación en 1952 como la Ley No. 493, siendo reconocida como la «Ley de Quiroprácticos de Puerto Rico».

El Dr. Jorge Jarrot Sierra estudió un bachillerato en Premédica, y en 2011 completó su doctorado en quiropráctica en la escuela de quiropráctica más prestigiosa en Estados Unidos: Life University, localizada en Atlanta, Georgia, convirtiéndose en el primer quiropráctico de tercera generación en Puerto Rico.

Con deseos de continuar el legado de su familia, al graduarse regresó a Puerto Rico para transformar la mayor cantidad de vidas posibles a través de sus conocimientos en quiropráctica y experiencias de vida. Quería devolverle la esperanza a aquellos que la habían perdido. Trabajó con sus padres en la Clínica Quiropráctica Jarrot Sierra por varios años. Al mismo tiempo, desarrolló el programa televisivo *Salud en Familia* junto a su papá, el Dr. Jorge C. Jarrot y su mamá, la Dra. Irma Sierra. Tiempo después se unió al programa su hermana, la Dra. Alexandra Jarrot Sierra, resultando en la unión de una gran familia de quiroprácticos comprometidos con la educación de las personas.

Durante ese periodo disfrutó comunicar los beneficios de la quiropráctica y las distintas alternativas naturales disponibles que tenían miles de televidentes de Puerto Rico y fuera del país para lograr una mejor calidad de vida. El impacto fue tal, que en poco tiempo fue uno de los programas más vistos en Puerto Rico; lograron comunicar la importancia de tener salud, y cómo alcanzarla con actividades dinámicas y un lenguaje sencillo. Esta experiencia lo llevó a continuar estudiando intensamente sobre diversos temas de salud, puesto que en cada programa tenía que prepararse con un tema distinto. Como resultado, se puede decir que no solo es quiropráctico, sino que también es conocedor de temas de salud más allá de su profesión que impactan a las personas positiva o negativamente.

En 2014, fundó Health Chiropractic and More (HCM) en Canóvanas, Puerto Rico. Dos años más tarde inauguró la oficina de Ponce. En pocos años, HCM se convirtió en la clínica más grande del Caribe, impactando la salud de muchas personas tanto de la isla como de otras partes del mundo. Eventualmente, HCM abrió clínicas en Bayamón, Caguas, San Juan y Manatí, y es probable que al momento de tu lectura tengas una oficina cerca de ti.

HCM se caracteriza por brindar tratamientos personalizados con la tecnología más avanzada disponible y las técnicas más modernas en cuidados quiroprácticos. Sus pacientes reconocen el ambiente tranquilo, positivo y familiar que la distingue, además de ofrecer la esperanza de lograr vivir libre de dolor, teniendo una mejor calidad de vida.

Curiosamente, el doctor recuerda una anécdota muy importante que lo marcó para siempre, y que hoy lo ha ayudado a convertirse en todo un médico y empresario exitoso. Una vez un experto en problemas del desarrollo le dijo a su mamá que él no lograría ser médico o asistir a una escuela regular, porque presentaba rasgos que nunca le permitirían desarrollarse profesionalmente. Sin lugar a duda, eso no lo detuvo, y hoy por hoy puede decir con certeza que logró romper barreras y estereotipos y que se convirtió en todo un profesional de la salud y emprendedor.

Podemos concluir que sus experiencias lo han impulsado a continuar preparándose profesionalmente para trabajar genuinamente por la salud de otros y la de su familia, incluyendo la de sus hijos, Jorge Andrés y Sebastián Andrés y la de su esposa, Andrea González Narváez.

Actualmente, encuentras al Dr. Jarrot Sierra en el canal de Youtube, @tucolumnahabla, donde encuentras sus entrevistas de radio y televisión con su mensaje de salud para todo Puerto Rico.

REFERENCIAS

(WCRF) World Cancer Research Fund / American Institute for Cancer Research. Food, Nutrition, Physical Activity, and the Prevention of Cancer: a Global Perspective. Washington, DC: AICR, 2007

ADAM Health Solutions. (2019). Dolor de hombro. Extraído de: https://medlineplus.gov/spanish/ency/article/003171.htm

ADAM Health Solutions. (2019). Dolor de rodilla. Extraído de: https://medlineplus.gov/spanish/ency/article/003187.htm

Alzheimer's Association® (2018). ¿Qué es la demencia? Extraído de: https://www.alz.org/alzheimer-demencia/que-es-la-demencia

Alzheimer's Association® (2018). Tratamientos para la demencia y la artritis. Extraído de: https://www.alz.org/alzheimer-demencia/tratamientos?lang=es-MX

Andrade, Soledad (2015,Marzo 31). Los síntomas de hernia de disco generalmente se tratan bien sin cirugía. Extraído de: https://newsnetwork.mayoclinic.org/discussion/los-sintomas-de-hernia-de-disco-generalmente-se-tratan-bien-sin-cirugia/

Balezin, Mikhail & Baryshnikova, Kseniia & Kapitanova, Polina & Evlyukhin, Andrey. (2018). Electromagnetic properties of the Great Pyramid: First multipole resonances and energy concentration. Journal of Applied Physics. 124. 034903. 10.1063/1.5026556.

Bantle, John P and Wylie-Rosett, Judith and Albright, Ann L and Apovian, Caroline M and Clark, Nathaniel Gand Franz, Marion J and Hoogwerf, Byron J and Lichtenstein, Alice H and Mayer-Davis, Elizabeth and Mooradian, Arshag D and Wheeler, Madelyn L American Diabetes Association (2008) Nutrition recommendations and interventions for diabetes: a position statement of the American Diabetes Association. Diabetes care, 31 Sup. S61-S78. ISSN 1935-5548.

Barrett J. R. (2006). The science of soy: what do we really know?. Environmental health perspectives, 114(6), A352–A358. doi:10.1289/ehp.114-a352

Casale, J., & Crane, J. S. (2023, March 27). Biochemistry, glycosaminoglycans. StatPearls - NCBI Bookshelf. https://www.ncbi.nlm.nih.gov/books/NBK544295/

Centre quiropráctic llevant. (2014). ¿Por qué tengo dolor de espalda? Extraído de: http://www.quiropracticllevant.com/ver/102/dolor-de-espalda-tratamiento-quiropractico-valencia.html

Centro Quiropráctico Wellness. (2019). Síntomas frecuentes y la quiropráctica. Extraído de: http://www.centroquiropracticowellness.com/quiropractica/sintomas-frecuentes-y-la-quiropractica

Chiro One Wellness Centers. (2019). Living with Adult Scoliosis: Know Your Options. Extraído de: https://www.chiroone.net/slps/adult-scoliosis/living-with-adult-scoliosis

Chou and Huffman, Ann Intern Med. 2007;147(7):492–504

de Souza, R. J., Mente, A., Maroleanu, A., Cozma, A. I., Ha, V., Kishibe, T., ... Anand, S. S. (2015). Intake of saturated and trans unsaturated fatty acids and risk of all cause mortality, cardiovascular disease, and type 2 diabetes: systematic review and meta-analysis of observational studies. BMJ (Clinical research ed.), 351, h3978. doi:10.1136/bmj.h3978

DIMETHYLGLYCINE (DMG): Overview, uses, side effects, precautions, interactions, dosing and reviews. (n.d.). https://www.webmd.com/vitamins/ai/ingredientmono-859/dimethylglycine-dmg

Dr. Joseph, Mercola. (2015, Marzo 20). ¿Se Pueden Eliminar los Malos Hábitos Alimenticios con el Ejercicio? Extraído de: https://ejercicios.mercola.com/sitios/ejercicios/archivo/2015/03/20/malos-habitos-alimenticios.aspx

Dr. Joseph, Mercola. (2019). 12 Tipos de Dolor Que Están Relacionados Directamente con Sus Estados Emocionales. Extraído de: https://articulos.mercola.com/sitios/articulos/archivo/2016/03/01/la-relacion-entre-dolor-y-su-estado-emocional.aspx

Dr. Joseph, Mercola. (2019). Cómo curar el dolor de espalda sin medicamentos peligrosos. Extraído de: https://articulos.mercola.com/dolor-de-espalda.aspx

Dr. Joseph, Mercola. (2019). What Is Diabetes Mellitus? Extraído de: whttps://articles.mercola.com/diabetes/what-is-diabetes.aspx

Dr. Mercola, Joseph. (2015, Septiembre 6). Cómo sobrevivir el cáncer de próstata sin cirugía, medicamentos ni radiación Extraído de: https://articulos.mercola.com/sitios/articulos/archivo/2015/09/06/sobrevivir-el-cancer-de-prostata-sin-cirugia.aspx

Dr. Mercola, Joseph. (2016, Marzo 10). 8 consejos para eliminar el estrés. Extraído de: https://articulos.mercola.com/sitios/articulos/archivo/2016/03/10/8-consejos-para-manejar-el-estres.aspx

Dr. Mercola, Joseph. (2017, Agosto 20). La Sanación con el Poder del Placebo. Extraído de: https://articulos.mercola.com/sitios/articulos/archivo/2017/08/20/el-poder-curativo-del-placebo.aspx

Dr. Mercola, Joseph. (2019). 12 Tipos de Dolor Que Están Relacionados Directamente con Sus Estados Emocionales. Extraído de: https://articulos.mercola.com/sitios/articulos/archivo/2016/03/01/la-relacion-entre-dolor-y-su-estado-emocional.aspx

ElSevier. (2011). Revisión sistemática del tratamiento manipulativo para el hombro doloroso. Extraído de: http://www.elsevier.es/es-revista-osteopatia-

cientifica-281-articulo-revision-sistematica-del-
tratamiento-manipulativo-X1886929711653258

Feskanich D, Willett WC, Stampfer MJ, Colditz GA. Milk,
dietary calcium, and bone fractures in women: a 12-
year prospective study. American Journal of Public
Health. 1997

Gao, X., & Wang, H. S. (2014). Impact of bisphenol a on
the cardiovascular system - epidemiological and
experimental evidence and molecular mechanisms.
International journal of environmental research and
public health,11(8), 8399–8413.
doi:10.3390/ijerph110808399

Goldschmidt, Vivian. (2019). Debunking The Milk Myth:
Why Milk Is Bad For You And Your Bones. Extraído de:
https://saveourbones.com/osteoporosis-milk-myth/

Goodman et al. (2013), Journal of the American Medical
Association

Hains G. (2002). Chiropractic management of shoulder
pain and dysfunction of myofascial origin using
ischemic compression techniques. The Journal of the
Canadian Chiropractic Association, 46(3), 192–200.

Healthline. (2019). Chronic Knee Pain. Extraído de:
https://www.healthline.com/health/chronic-knee-pain

Healthwise Staff. (2018, Junio 10) Comparing
Rheumatoid Arthritis and Osteoarthritis. Extraído de:
https://www.uwhealth.org/health/topic/special/comp
aring-rheumatoid-arthritis-and-osteoarthritis/
aa19377.html

Hochberg MC, Martel-Pelletier J, Monfort J on behalf of the MOVES Investigation Group, et al, Combined chondroitin sulfate and glucosamine for painful knee osteoarthritis: a multicentre, randomised, double-blind, non-inferiority trial versus celecoxib, Annals of the Rheumatic Diseases 2016;75:37-44.

Johnstone Daniel M., Moro Cécile, Stone Jonathan, Benabid Alim-Louis, Mitrofanis John. Turning On Lights to Stop Neurodegeneration: The Potential of Near Infrared Light Therapy in Alzheimer's and Parkinson's Disease. Frontiers in Neuroscience, 2016;9:500. doi:10.3389/fnins.2015.00500.

Journal of Chiropractic Medicine, v. 13, no. 2, Jun 2014, p. 116–120

Journal of Manipulative and Physiological Therapeutics, v. 16, no. 6, July-Aug. 1993, p. 419-425

Lee, G. A., Crawford, G. W., Liu, L., Sasakiy., & Chen, X. (2011). Archaeological soybean (Glycine max) in East Asia: does size matter?. PloS one, 6(11), e26720. doi:10.1371/journal.pone.0026720

Lorber, M., Schecter, A., Paepke, O., Shropshire, W., Christensen, K., & Birnbaum, L. (2015). Exposure assessment of adult intake of bisphenol A (BPA) with emphasis on canned food dietary exposures. Environment international, 77, 55–62. doi:10.1016/j.envint.2015.01.008

Mayo Foundation for Medical Education and Research (MFMER) (2019, Junio 14). Slide show: Hand exercises for people with arthritis. Extraído de:

https://www.mayoclinic.org/diseases-conditions/arthritis/multimedia/arthritis/sls-20076952?s=4

Mayo Foundation for Medical Education and Research (MFMER). (2019). Artritis. Extraído de: https://www.mayoclinic.org/es-es/diseases-conditions/arthritis/symptoms-causes/syc-20350772

Mayo Foundation for Medical Education and Research (MFMER). (2019). Diabetes. Extraído de: https://www.mayoclinic.org/es-es/diseases-conditions/diabetes/symptoms-causes/syc-20371444

Mayo Foundation for Medical Education and Research (MFMER). (2019). Dolor de Espalda. Extraído de: https://www.mayoclinic.org/es-es/diseases-conditions/back-pain/symptoms-causes/syc-20369906

Mayo Foundation for Medical Education and Research (MFMER). (2019). Dolor de Rodilla. Extraído de: https://www.mayoclinic.org/es-es/diseases-conditions/knee-pain/symptoms-causes/syc-20350849

Mayo Foundation for Medical Education and Research (MFMER). (2019). Síntomas de estrés: consecuencias en tu cuerpo y en tu conducta. Extraído de: https://www.mayoclinic.org/es-es/healthy-lifestyle/stress-management/in-depth/stress-symptoms/art-20050987

McMorland, Gordon et al. 2010. Manipulation or Microdiskectomy for Sciatica? A Prospective Randomized Clinical Study. Journal of Manipulative & Physiological Therapeutics, Volume 33, Issue 8, 576 - 584

Médicos tercer causa de muerte en EE.UU. (n.d.). Extraído de: http://defiendetusalud.mx.tripod.com/cancer/id20.html

Noonan, G.O., Ackerman, L.K., Begley, T.H. (2011). Concentration of Bisphenol A in Highly Consumed Canned Foods on the U.S. Market. Journal of Agricultural and Food Chemistry, 59 (13), 7178-7185. DOI: 10.1021/jf201076f

Nowak, J.Z. (2013) Oxidative stress, polyunsaturated fatty acidsderived oxidation products and bisretinoids as potential inducers of CNS diseases: focus on age-related macular degeneration. Pharmacological Reports, 65, 288304 ISSN 1734-1140

Nyiendo et al (2000), Journal of Manipulative and Physiological Therapeutics

O'Connell Belinda S. MS, RD, LD, Select Vitamins and Minerals in the Management of Diabetes, Diabetes Spectrum 2001 Aug; 14(3): 133-148. doi.org/10.2337/diaspect.14.3.133

Pan, A., Sun, Q., Bernstein, A. M., Schulze, M. B., Manson, J. E., Stampfer, M. J., ... Hu, F. B. (2012). Red meat consumption and mortality: results from 2 prospective cohort studies. Archives of internal medicine, 172(7), 555–563. doi:10.1001/archinternmed.2011.2287

Patterson, E., Wall, R., Fitzgerald, G. F., Ross, R. P., & Stanton, C. (2012). Health implications of high dietary omega-6 polyunsaturated Fatty acids. Journal of nutrition and metabolism, 2012, 539426. doi:10.1155/2012/539426

Pollard, H., Ward, G., Hoskins, W., & Hardy, K. (2008). The effect of a manual therapy knee protocol on osteoarthritic knee pain: a randomised controlled trial. The Journal of the Canadian Chiropractic Association, 52(4), 229–242.

Provvisiero, D. P., Pivonello, C., Muscogiuri, G., Negri, M., de Angelis, C., Simeoli, C., ... Colao, A. (2016). Influence of Bisphenol A on Type 2 Diabetes Mellitus. International journal of environmental research and public health,13(10), 989. doi:10.3390/ijerph13100989

Rochester JR, Bolden AL. 2015. Bisphenol S and F: a systematic review and comparison of the hormonal activity of bisphenol A substitutes. Environmental Health Perspectives 123:643–650

Saltmarche, A. E., Naeser, M. A., Ho, K. F., Hamblin, M. R., & Lim, L. (2017). Significant Improvement in Cognition in Mild to Moderately Severe Dementia Cases Treated with Transcranial Plus Intranasal Photobiomodulation: Case Series Report. Photomedicine and laser surgery, 35(8), 432–441. doi:10.1089/pho.2016.4227.

The American Academy of Orthopaedic Surgeons. (2019). Hernia de disco en la columna lumbar (Herniated Disk in the Lower Back). Extraído de: https://orthoinfo.aaos.org/es/diseases--conditions/hernia-de-disco-en-la-columna-lumbar-herniated-disk-in-the-lower-back/

The Diabetes Prevention Program (DPP) Research Group, Diabetes Prevention Program Coordinating Center, Biostatistics Center, George Washington University,

Rockville, Maryland: The Diabetes Prevention Program (DPP): Description of lifestyle intervention. Diabetes Care 2002 Dec; 25(12): 2165-2171.

The Joint (2019). Chiropractic Care for Diabetics. Extraído de: https://www.thejoint.com/california/san-clemente/san-clemente-31137/chiropractic-care-for-diabetics

The Joint (2019). Diabetes and its Connection to Chiropractic Care. Extraído de: https://www.thejoint.com/texas/north-richland-hills/north-richland-hills-28020/diabetes-and-its-connection-to-chiropractic-care

The Journal of the Canadian Chiropractic Association, v. 59, no. 1, Mar 2015, p. 37-45

Veritas Health. (2019). Herniated Disc Health Center. Extraído de: https://www.spine-health.com/conditions/herniated-disc?utm_medium=web&utm_source=sites&utm_campaign=nav1

Walther, B., Karl, J. P., Booth, S. L., & Boyaval, P. (2013). Menaquinones, bacteria, and the food supply: the relevance of dairy and fermented food products to vitamin K requirements. Advances in nutrition (Bethesda, Md.), 4(4), 463–473. doi:10.3945/an.113.003855

Querido lector,

Si disfrutaste la lectura de este libro, te invito a dejar una reseña para que otros puedan también beneficiarse. Si adquiriste el libro en Amazon, por favor deja tu reseña en la página de venta del libro. Si lo adquiriste en una librería, me encantaría recibir tu reseña en mi correo electrónico, drjarrot@tucolumnahabla.com

Te invito además a visitar nuestra página web, donde encontrarás más información sobre nuestras clínicas,

www.tucolumnahabla.com

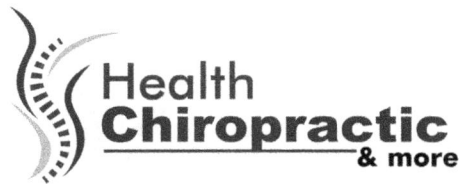

& : @tucolumnahabla y @dr.jarrot

Suplementos: www.tusuplementos.com
Otros enlaces: https://linktr.ee/drjarrot

Programas   Facilidades